Die schädlichen

Einflüsse der Bleibergwerke

auf die

Gesundheit der Hausthiere,

insbesondere

des Rindviehes,

mit Rücksicht auf die im Auftrage eines hohen Ministeriums der geistlichen, Unterrichts- und Medicinal-Angelegenheiten

an der

Thierarzneischule in Berlin

angestellten

Versuche mit Bleierzen beim Rindvieh.

Von

C. J. Fuchs,

qualif. Departements-Thierarzte und Lehrer an der Königl. Thierarzneischule in Berlin.

Berlin, 1842.

Verlag von Veit & Comp.

Die schädlichen Einflüsse der Bleibergwerke, der Bleihütten und anderer Aufbereitungs-Anstalten dieses Metalls sind schon seit unerdenklichen Zeiten bekannt; auch sind sie in Bezug auf den Menschen bereits vielfach und ausführlich gewürdigt worden, nicht so in Bezug auf die Hausthiere. Vermmuthen lässt sich zwar, dass man auch für diese jene Einflüsse schon längst als Schädlichkeit kennen gelernt, aber ein sicherer Nachweis fehlte, und fällt, so weit meine Forschungen reichen, erst in die neuere Zeit. Jedenfalls sind die Aufzeichnungen nicht von der Art, dass sie eine nähere Kenntniss des Gegenstandes begründen könnten. Daher dürfte die Mittheilung dieser meiner Beobachtungen hinreichend gerechtfertigt erscheinen, besonders dann, wenn sie, wie ich es hoffe, eine wesentliche Aufklärung verschaffen. Einige geschichtliche Notizen, die ich voranschicke, werden die wissenschaftliche Kenntniss des Gegenstandes fördern, und überdiess den Standpunkt bezeichnen, von welchem aus vorliegende Arbeit zu beurtheilen, und welchen sie selbst einzunehmen berechtigt ist.

Paulet's Beiträge zu einer Geschichte der Viehseuchen etc. (nach dem Franz. mit Anmerkungen und Zusätzen herausgegeben von G. L. Rumpelt, 2ter Theil. Dresden 1776) enthalten Folgendes: Man liest in den Edinburgischen Versuchen (1761), dass Thiere, welche nahe an Schmelzhütten geweidet hatten, wo Blei geschmolzen worden, durch die davon aufgestiegenen Dünste getödtet wurden; auch die daselbst wachsenden Kräuter, welche von diesen Dünsten eine bläuliche Farbe bekommen, sollen ihnen schädlich gewesen sein. Nicht minder hat man beobachtet, dass Wasser, so zum Waschen des Bleies gedient hat, eben die Zufälle, wie beim Menschen verursacht habe. Die Wirkung davon äusserte sich vorzüglich bei Hunden. Wenn es soweit mit ihnen ging, dass sie die Bleikolik davon bekamen, so blieben sie ausgestreckt in einem Stand der Unempfindlichkeit liegen, bissen und zerrissen alle Thiere, welche ihnen zu nahe kamen, selbst in die Erde bissen sie; man hat ihnen in diesem Falle zuweilen mit gutem Erfolg den „güldischen Schwefel des Spiesglases" gegeben. Eben diese Beobachtung findet man in Herrn Thomas Percivall's Abhandlung von den Bleigiften (Observations and Experiments on the poison of lead. London 1774.). Die Wiesen, worauf Grubenwasser mit Blei geschwängert, sich ergossen, verursachten bei den weidenden Kühen und Pferden das trockene Grimmen; auch die Tauben, welche kleine Bleistückchen aufpickten, waren diesem Uebel ausgesetzt.

Er. Viborg's Sammlung von Abhandlungen für Thierärzte und Oeconomen (1stes Bdchen, aus dem Dänischen, Copenhagen 1795) enthält ähnliche Angaben, und diese sind offenbar auf die vorhergehenden gestützt.

Froriep's Notizen, Jahrg. 1827, No. 378, theilen nachstehenden Artikel mit: „Ueber den Einfluss der Bleidämpfe auf die Hausthiere, von Dr. A. Trousseau." Es befindet sich zu Tour eine Mennig-Fabrik, bei welcher zahlreiche Arbeiter und einige Pferde Beschäftigung finden. Alle Jahre werden im Spitale mehre Personen aufgenommen und behandelt, die sich dieser Art von Arbeit überlassen haben, und sämmtliche, der Bleikolik eigenthümliche Symptome darbieten. Die Pferde der Anstalt werden dann auch bald vom Keuchen befallen; die Respiration, welche rasselnd ist, wenn das Thier eine heftige Bewegung macht, wird mehr und mehr erschwert, und man ist genöthigt, wenn man das Pferd erhalten will, die Tracheotomie zu machen, und die klaffende Oeffnung durch ein weites Röhrchen (Canule) offen zu erhalten. Sodann verschwinden alle Zufälle und die Respiration wird leicht und regelmässig. Ich sah solche Pferde, welche ausserordentlich kräftig waren, und in der Stadt die schwersten Lasten zogen. Herr Pécard-Tachereau, der Director der Anstalt, bemerkte bei den Pferden nie andere Zufälle, die Katzen aber, die sich einige Zeit im Hause, und wahrscheinlich auch in den Werkstätten aufhielten, werden sogleich von Convulsionen befallen, welche dieselben unverzüglich tödten. Es ist zu bedauern, dass man die Körper derselben nach dem Tode nicht geöffnet hat, da dergleichen Sectionen für Menschen- und Thierärzte gleich interessante Resultate geliefert haben würden. Höchst merkwürdig ist es, dass die Hunde des Hauses und diejenigen, welche den Arbeitern häufig in ihre Werkstätte folgen, nie dergleichen Symptome zeigen. Die Einwirkung der Bleipräparate auf das Nervensystem ist sehr gross. Wie oft haben wir nicht beobachtet, dass Töpfer u. s. w. bald von heftigen Koliken, bald von Convulsionen befallen wurden. Wem sind die fürchterlichen Neuralgien unbekannt, denen sie unterworfen sind, oder die noch schrecklicheren Paralysen? Ich sah im Spitale von Tour einen jungen Glaser, den wir erst an einer Bleikolik behandelt hatten, bei den folgenden Anfällen eine ausserordentliche Respirations-Hemmmung zeigen, obschon das Gewebe der Lungen vollkommen unverletzt war. Wahrscheinlich resultirte die Krankheit bei ihm aus einer unvollkommenen Lähmung des Larynx, analog derjenigen, welche die, den Bleidämpfen ausgesetzten Pferde zu jenem Keuchen veranlasste. Aeusserst merkwürdig ist es, dass man innerlich enorme Dosen der Bleipräparate nehmen kann, ohne dass daraus ähnliche Zufälle erfolgen. Es giebt Menschen, welche während einer Krankheit das essigsaure Blei bis zu einigen Unzen nach und nach haben nehmen müssen, und an denen sich doch nie die Phänomene zeigten, von denen ich hier sprach. Hr. Pécard-Tachereau gab mehreren Katzen eine grosse Quantität Mennige zu fressen, ohne dass sich bei ihnen jene schrecklichen Convulsionen gezeigt hätten, welche dieselben tödteten, wenn sie sich nur einige Tage in den Werkstätten aufgehalten hatten, in welchen man dieses Oxyd bereitet.

Morton sagt in seinem Manual of Pharmacie, second edition, London etc., in dem Artikel über die Bleikolik der Thiere, dass Pferde und Rinder in der Nachbarschaft von Bleigruben dadurch, dass sie Wasser zu sich nehmen, welches etwas kohlensaures Blei aufgelöst enthalte, oder Gras fressen, in welchem etwas Bleioxyd bald in kohlensaures Blei umgewandelt werde, einer tödtlichen Affection der Därme mit heftiger Verstopfung sehr unterworfen seien. Die Annäherung der Krankheit zeige sich durch Störung der Verdauung und krankhaften Appetit. Die Thiere frässen mit Begierde und gewännen anfangs Fleisch; sie verschmähten in der That nichts, denn sogar Messer, Stücke von Leder und Steine seien im Pansen des Rindviehes gefunden worden. Demnächst erfolge eine hartnäckige Verstopfung, eine angestrengte Respiration und andere Erscheinungen, welche sehr schwer zu beseitigen seien. Man habe den Schluss gezogen, dass die Energie der Bewegungsnerven durch das Gift erschöpft würde, und dass das Muskelsystem auch durch dasselbe blass und schlaff werde. Seine adstringirende Wirkung habe man auf seine Kraft der Zusammenziehung der Kreisfasern des Darmkanals bezogen; er sei indess geneigt, dieses vielmehr der erstern Ursache zuzuschreiben, bei welcher eine partielle Lähmung stattfindet, und bei welcher der Nahrungsschlauch deshalb unfähig sei, seinen Inhalt auszuleeren. Endlich sagt er, dass kräftige Purganzen von Bittersalz mit Croton, denen man Opium folgen lasse, diejenigen Mittel seien, zu denen man gewöhnlich seine Zuflucht nehme.

Tanquerel des Planches bemerkt in seinem, in 2 voluminösen Bänden erschienanen Werke: „Traité des maladies de plomb etc. etc., Paris 1839," S. 189, aber ohne nähere Angabe der Quelle, und vielleicht mit Morton aus derselben schöpfend: dass Burzerius und Stockhusen die ersten Autoren gewesen seien, welche auf die Bleiaffectionen und unter andern auf die Bleikolik in den unteren Klassen der Thiere aufmerksam gemacht hätten. Auch Wilson und Stokes hätten interessante Beobachtungen in der Umgegend der Bleiminen in Schottland über Bleikolik der Thiere angestellt. Sie hätten gefunden, dass Kühe, Pferde, Schafe und Hunde, und selbst Füllen, welche auf den Weiden der dortigen Bleiberge gehütet worden, jener Krankheit unterworfen seien, und endlich behaupten sie, dass die in einer Entfernung von einigen Meilen sich ganz wohl befindenden Thiere unausbleiblich von der gedachten Krankheit befallen würden, wenn sie unglücklicher Weise in der Nähe der Minen, und zumal dann, wenn sie in den tiefer gelegenen Gegenden weideten, welche im Winter durch einen Bach bewässert werden, der die Bleiminen durchzieht.

Dr. F. A. Kuers führt in seiner „Diätetik des Pferdes, Schafes und Rindes, 2 Bände, Berlin 1839," im 1sten Bande, p. 38. an: ein Wirthschafts-Beamter habe ihm erzählt, dass auf einem Vorwerke in Schlesien, dessen Boden wahrscheinlich viel Blei enthalte, indem in der Nähe ein Bleibergwerk vorhanden sei, Schafe nicht gehalten werden könnten, trotz des schönen, sich dafür eignenden Graswuchses.

Die Wochenschrift für die ges. Heilkunde von Dr. Casper enthält in Nr. 2. des Jahrg. 1836 eine Mittheilung des Dr. Sander zu Zillerfeld: „Ueber chronische Bleivergiftung auf einigen Silberhütten am Harze", aus der das folgende hierher Gehörige entnommen wird.

Auf den Silberhütten zu Clausthal, Altenau und Lautenthal, wo die Aufbereitung der Bleierze zur Gewinnung des Silbers und Bleies die schwerste und gefährlichste Arbeit erfordert, sind gewöhnlich 200 Arbeiter beschäftigt, unter welchen sehr häufig chronische Bleivergiftung durch Bleidämpfe vorkommt. Dass aber auch die Bleidämpfe selbst ziemlich weit von ihrem Ursprunge auf Menschen und Thiere nachtheilig einwirken, zeigt besonders die Altenauer Eisenhütte, welche eine Viertelstunde unter der Altenauer Silberhütte an der Ocker liegt. Durch die Form und Lage der Berge und Thäler, welche diese Werke umgeben, werden die Bleidämpfe der Silberhütte beinahe fortwährend nach der Eisenhütte getrieben, in deren Gegend sie sich niederschlagen. Alle Bestände, Pflanzen und Wohnungen, sind in der Nähe der Eisenhütte mit einem schwarzen Niederschlag bedeckt, welcher von den Bleidämpfen herrührt. Lassen sich die Zugvögel im Frühling, als Finken, Hänflinge, Kothkehlchen, Zeisige u. s. w. um jene Werke nieder, halten sie sich hier eine kurze Zeit auf, und nähren sie sich hier, so sterben sie bald, und man findet sie todt in den nahen Wäldern, in denen kein Vogel nistet und kein Eichhörnchen lebt. Kühe, Schafe und Ziegen, welche sich von dem in der Nähe der Silberhütten wachsenden Futter nähren, bekommen Blutharnen und Verwerfen. Kaufen die Bewohner der Silberhütten oder der nahen Umgegend trächtige Ziegen, so werfen dieselben zwar noch das eine Mal zur gehörigen Zeit, werden dann aber unfruchtbar und bleiben es lebenslänglich, oder doch während ihres Aufenthaltes auf oder nahe bei Silberhütten, wo man auch kein Geflügel halten oder umherlaufen lassen darf. Selbst bei dem auf den Altenauer Hüttenbergen stehenden Wilde, besonders bei Hirschen, findet man oft Unterbrechungen in der Ausbildung ihrer Geweihe und Geschlechtstheile, und beinahe jeder dort getödtete Hirsch trägt ein monströses Geweih. Alle Berge, welche den Bleidämpfen ausgesetzt sind, sind unfruchtbar, höchstens mit Heidekraut bestanden. Selbst an solchen Orten, wo in früheren Zeiten Silberhütten waren, und eine neue Generation längst andere Gebäude aufgeführt, Gärten und Wiesen angelegt hat, kann man, wegen des noch mit Blei angeschwängerten Bodens, keine Art von Geflügel halten, z. B. auf dem Försterhause bei Wildemann, und am untern Schulenburg etc. — Werden Thiere, z. B. Schweine, chronisch mit Blei vergiftet (welches sehr häufig durch Kräuter geschieht, auf welche sich Bleidämpfe niedergeschlagen hatten, und welche man vor der Fütterung nicht gehörig reinigte), so werden sie vor ihrem, gewöhnlich schnell erfolgenden Tode, immer im Kreuze gelähmt. Thiere, selbst grösserer Art, scheinen wenig Blei ohne tödtliche Folgen vertragen zu können etc. etc.

Nachrichten, welche alle andern, mir bekannt gewordenen, rücksichtlich des obschwebenden Bezugs an Ausführlichkeit und Gediegenheit übertreffen, enthält das, von dem Königl. Grossbrittanisch-Hannöverschen Oeconomie-Rathe etc. etc. G. F. Meyer, in zwei Theilen herausgegebene Werk: Die Verheerungen der Innerste im Fürstenthume Hildesheim; Göttingen 1822. Dasselbe ist durch eine, von der Königl. Societät der Wissenschaften in Göttingen veröffentlichte Preisaufgabe: „Gründliche Untersuchung der Ursachen und des „Schadens, den die Innerste den angrenzenden Ländereien auf „ihrem Laufe durch das Hildesheimische zufügt, nebst Vor„schlägen zu wirksamen und im Grossen ausführbaren Maass„regeln, um denselben, so viel wie möglich Einhalt zu thun." veranlasst und auch gekrönt worden. Da diese gehaltvolle Schrift unsern Lesern kaum bekannt sein dürfte, so wird eine gedrängte Relation des hier interessirenden Stoffs aus derselben gewiss am rechten Orte sein.

Die Innerste, ein am Harze, im Königreich Hannover entspringender Bergstrom, führt von den dortigen, zum Berg- und Hüttenbetriebe auf Eisen, Blei und Silber dienenden Gewerken verschiedene Abfälle mit sich fort, und setzt diese während seines Laufs durch das Fürstenthum Hildesheim, in häufig eintretenden Ueberschwemmungen, auf das ihm zunächst belegene Terrain grösstentheils wieder ab. Diese Abfälle bestehen meistentheils, ausser einigen andern metallischen Beimischungen, wesentlich in bleihaltigem Pechsande. Aber auch durch die bleioxydhaltigen Dämpfe der Hütten wird die Innerste verunreinigt, indem sich diese anfangs in dem angrenzenden Terrain niederschlagen, alle dort befindlichen Gegenstände mit einem bläulich grauen Ueberzuge versehen, der später durch Regengüsse dem gedachten Flusse zugeführt wird.

Pferden und Kühen hat man den Genuss des Innerstewassers, vorzüglich am Harze bei Wildemann und Lautenthal, nachtheilig werden sehen. Die Krankheit hebt bei den Pferden mit Trägheit, Traurigkeit und Mangel an Fresslust an; bald tritt Keuchen beim Bergangehen ein, und alsdann Absonderung von gelbem Schleim aus Nase und Maul, worauf der Tod bald zu erfolgen pflegt. Bisweilen tritt dieser plötzlich mit heftiger Kolik und unter wiederholten Zuckungen ein, bei denen die Thiere niederfallen und um sich schlagen. Dieselbe Krankheit hat man bei Füllen eintreten sehen, wenn sie auf Weiden getrieben wurden, auf denen feinere Theile des Pechsandes und bläulicher Schlamm, der sich auf das Gras legt, und auf diese Weise mit gefressen wird, durch Ueberschwemmungen abgesetzt worden waren. An wenigen Orten waren ältere Pferde unempfindlich gegen den Genuss eines so verunreinigten Grases.

Unter den Kuhheerden der beiden Bergstädte Wildemann und Lautenthal, die häufig an der Innerste geweidet werden, tritt regelmässig alle Frühjahre nach den ersten Tagen des Austreibens, eine Krankheit ein, die man dort mit dem Namen: Jammer belegt. Sie äussert sich durch heftige Krämpfe, bei denen die Thiere niederstürzen, mit Kopf und Füssen schlagen, und heftig brüllen. Bei heisser Frühjahrswitterung ist die Krankheit am stärksten. Es werden durchschnittlich in beiden Orten zusammen 15—20 Stück Rindvieh von dieser Krankheit befallen, von denen gewöhnlich einige krepiren. Es sind aber auch schon Jahre eingetreten, in denen eine grössere Anzahl verloren gegangen ist. Der Eintritt des Todes erfolgt sehr verschieden, nach einigen Stunden, nach mehreren Tagen, auch erst nach mehreren Wochen. Kühe, die an dieser Krankheit krepirt sind, zeigen beim Aufbruche oft Fehler an der Lunge und Leber, auch wohl an der Milz. Bei anderen ist der Herzbeutel mit vielem Wasser gefüllt. Ihr Blut soll nach der Aussage der Schlächter die Eigenheit zeigen, dass es oft am zweiten Tage nach dem Tode noch nicht geronnen ist. Es sind übrigens schon Kühe, die diese Krankheit bekamen, geschlachtet und gegessen worden, ohne dass ein Nachtheil davon bemerkt worden wäre. Häufig tritt der Fall ein, dass Kühe in Lautenthal und Wildemann beim Kalben verwerfen. In den übrigen Bergstädten, die entfernt von der Innerste und den Hütten liegen, kennt man weder jene Krankheit, noch tritt diese Erscheinung häufiger als andern Orts ein. Dem ganzen ferneren Verlaufe der Innerste entlang schadet der Genuss des Wassers weder den Pferden noch den Kühen. Letztere saufen das Innerstewasser sowohl am Harze wie im Lande mit besonderer Begierde, und ziehen es, den Aeusserungen von Hirten zufolge, dem Quellwasser vor. Pferde, welche aus der Fremde kommen, saufen es anfänglich nicht, gewöhnen sich aber bald an dessen Genuss.

Schafe saufen das Innerstewasser, ohne dass es Krankheit bei ihnen veranlasste. An mehreren Orten werden Schafheerden im Innerstethale und in der Nähe der Hütten geweidet, aber einen Nachtheil hat man nicht davon wahrgenommen. Nur zuweilen wollen Hirten bemerkt haben, dass die Schafe zu gewissen Zeiten nach öfterem Saufen aus der Innerste im Maule wund geworden sind.

Ziegen, die im Innerstethale gehalten werden und in das Freie kommen, empfangen selten, wenn man sie belegen lässt, oder verwerfen mehrentheils, wenn sie als Ausnahme empfangen haben. Besonders hat man diese Erfahrung bei Ziegen gemacht, die in der Nähe der Hütten unterhalten werden.

Auf Hunde und Katzen wirkt das Innerstewasser am Harze wie auf die Kühe, doch kommt das Alter dabei sehr in Betracht. Nach Zurücklegung des zweiten Jahres bemerkt man keinen Nachtheil mehr. Ein Bewohner Wildemann's machte wiederholte Versuche Hunde und Katzen aufzuziehen, die aber nie glückten. Die Thiere kamen stets bald um, entweder plötzlich an Krämpfen, oder durch allmählige

Abzehrung. Dem ganzen ferneren Verlaufe der Innerste entlang, ist das Wasser diesen Thieren unschädlich.

Weit allgemeiner und auffallender, als auf die Säugethiere, erfolgt die Wirkung der Innerste auf die Thiere aus der Klasse der Vögel. Das Wassergeflügel, namentlich Enten und Gänse, sind derselben, vermöge ihrer Lebensweise am meisten unterworfen. Es äussert sich der Einfluss auf eine sehr verschiedene Weise. Bisweilen tritt ein plötzlicher Tod ein, der gewöhnlich mit Krämpfen verbunden ist, ohne vorherige Krankheit. Zu einer anderen Zeit erfolgt der Tod 12—24 Stunden nach vorher bemerkbar gewordener Kränklichkeit. Am gewöhnlichsten tritt aber folgender Zustand ein: Die Thiere fangen an ihre Munterkeit zu verlieren und, ungeachtet des besten Futters und eines guten Appetits, abzumagern; sie werden heiser; gehen langsam mit krumm in die Höhe gebogenem Rücken und zurückgebogenem Halse. Bald darauf erfolgt Lähmung der Schenkel- und der Flügelmuskeln, von der eine allgemeine Schwäche in den Beinen und Herabhängen der Flügel die Folge ist. Die Thiere fangen an wie betrunken hin und her zu wackeln, fallen bald vorn bald hinten nieder und verlieren zuletzt ganz die Fähigkeit zu stehen. Endlich erfolgt, mit stets zunehmender Abzehrung, bei fortwährender Fresslust der Tod. Die Zeit seines Eintritts ist sehr verschieden. Bisweilen ist ein Anschwellen des Kopfes mit jenen Symptomen verbunden, oft aber auch nicht. Bald findet Diarrhöe Statt, häufig tritt diese aber auch nicht ein. Nicht selten zieht sich der Hals zuletzt ganz gegen den Rükken hin. Die jüngeren Thiere sind dieser Krankheit in einem weit höheren Grade unterworfen, als ältere, welche das erste Jahr bereits zurückgelegt haben. Bei den letzteren bestätigt sich dagegen fast allgemein die Erfahrung, dass sie wenige Eier legen und sich sehr häufig Windeier unter diesen finden. Die Enten sind allen diesen Zufällen in grösserem Maasse unterworfen als Gänse. Der Einfluss der Innerste auf beide zeigt den Jahreszeiten nach eine, jedoch unbestimmte Verschiedenheit, nimmt aber mit der Entfernung vom Harze ab.

Hühner, Puten und Tauben sind ebenfalls, wiewohl im geringern Grade, als das Wassergeflügel, nachtheiligen Wirkungen der Innerste ausgesetzt. Bei den Hühnern hat man ebenfalls eine doppelte Art der Wirkung beobachtet. Sie zehren entweder bei einem immerwährenden Durchfalle ab, und sterben bald früher, bald später, oder es erfolgt der Tod bei anscheinend gesundem Zustande plötzlich oder geht demselben ein Umhertaumeln und Niederfallen der Thiere vorher. Ersteres ist der gewöhnliche Fall. Bei den Tauben erfolgte der Tod stets plötzlich ohne bemerkbare Krankheit, und zwar zuweilen während des Fluges mit plötzlichem Herabfallen zur Erde.

Gestützt auf die vorstehenden Beobachtungen und eine Reihe von Versuchen, welche der Verfasser der angeführten Schrift mit Vögeln, vorzugsweise mit Enten angestellt hat (welche näher anzuführen unterlassen werden darf), liefert er ausführliche Betrachtungen über die Wirkung der Innerste auf die Thierwelt, die im Wesentlichen folgender Art sind:

Die Störungen der thierischen Lebensökonomie, als Folgen der Einwirkung des Innerstewassers und der dasselbe verunreinigenden Theile, erscheinen als Resultate, sowohl mechanischer und chemischer als auch dynamischer Potenzen. Sie wirken theils durch Erregung äusserer, theils innerer Organe, und treten durch beide Formen der Erregbarkeit, jedoch vorherrschend durch die Irritabilität, weniger vermittelst der Sensibilität in Kraft. Der Einfluss mechanisch wirkender Kräfte zeigt sich von geringerer Wichtigkeit, im Vergleiche mit den anderen beiden Causalmomenten. Die Zufälle, die mit dem Genusse des Wassers für Pferde, Kühe, Ziegen, Hunde und Katzen verbunden sind, und nur am Harze eintreten, sind vorzugsweise auf Rechnung des Hüttenrauchs zu schreiben. Das hier benachtheiligende Prinzip ist das Bleioxyd. Alle Symptome der, bei den genannten Thieren übereinstimmenden

Zufälle entsprechen den Erfahrungen über die Wirkungen des Bleies, als eines, im geringeren Grade adstringirend, im höhern Grade zugleich intensiv wirkenden Giftes. Die Convulsionen und Krämpfe, die bei den Hunden und Katzen unbestimmt, bei den Pferden allgemeiner und bei den Kühen als eine regelmässige Krankheit auftreten, sind nichts anderes, als Aeusserungen der Bleikolik, die eine der gewöhnlichsten Wirkungen der Bleigifte ist. Sie wird nicht allein durch den Genuss des Innerstewassers veranlasst; häufig, ja wohl in den meisten Fällen, wirkt der Antheil des Hüttenrauchs mit, der auf Wiesen und Weiden niedergeschlagen, durch den Genuss der Kräuter, und bei den Hausthieren durch anderweitige, dem Rauche ausgesetzt gewesene Nahrungsmittel in den Magen übergeht, wie dies aus dem häufigen Eintritt bezeichneter Krankheit bei den Individuen hervorgeht, die auf den Hütten und in der Nähe derselben gehalten werden, ohne an die Innerste zu kommen. Ob die an Pferden durch Keuchen, Nasenlaufen u. s. w. sich offenbarende Krankheit mit dem Vergiftungs-Zustande direct zueammenhange, wird nicht behauptet; doch dürfte sie immer als eine entfernte Folge des, durch theilweise Schwächung des Organismus gestörten Gleichgewichts zwischen Secretion und Absorption eintreten. Das Bleioxyd wird erst alsdann vorzüglich wirksam, wenn es durch den Zutritt von Säuren in den auflölichen Zustand eines Salzes geführt wird. Dies kann auf doppelte Weise geschehen, durch die Einwirkung der freien Säure der gastrischen Säfte und durch Säuren der genossenen Nahrungsmittel. Während die Umänderung des Bleioxyds auf erstere Weise langsamer und in geringerem Maasse erfolgt, so kann sie auf letztere Weise beschleunigt und befördert werden. Unter den Nahrungsmitteln der Thiere führen vorzüglich die Vegetabilien, im frischen Zustande genossen, dem Magen Säure zu, weil nicht allein der rohe Pflanzensaft viel Kohlensäure enthält, und sehr geneigt ist, mit anhebender Gährung diesen Säuregehalt, zum Theil unter eintretenden Uebergange in Essigsäure, zu vermehren, sondern auch die ausgebildeten Säfte verschiedener, hier in Betracht kommenden Gewächse, wie Rumex- und Oxalis-Arten scharfe Säuren enthalten. Daher zeigt sich auch das gegossene Bleioxyd bei Pferden und Kühen, als Herbivaren am allgemeinsten wirksam. Diesem Umstande dürfte zum Theil der regelmässige Eintritt des Jammers, in den ersten Tagen des Austreibens der Kühe beizumessen sein. Das Nachlassen der Krankheit nach Verlauf der ersten 3—4 Wochen liegt theils in der bis dahin, vermittelst des Regens eingetretenen, mehreren Reinigung der Wiesen vom Rauche, der mit dem Schmelzen des Schnees auf dieselben abgesetzt wurde; theils möchte die Ursache desselben in der Kraft der Gewohnheit zu suchen sein. Die Kühe sind durch die Winterfütterung im Stalle der Einwirkung des Bleigiftes ungewohnt geworden; die ersten Tage der wieder eintretenden Wirkung erregen daher Zufälle, die sich beim fortgesetzten Genusse verlieren. Die Einwirkung des Bleies auf die Functionen der Geschlechts-Organe, die sich bei den Säugethieren durch Mangel an Empfängniss, durch Verwerfen u. s. w. und bei den Vögeln durch das häufige Legen von Windeiern zu erkennen giebt, tritt wahrscheinlich als Folge dynamischer Abweichungen der Erregbarkeit in den betreffenden Organen in Kraft. Bei dem grossen Einflusse, den das Nervensystem auf deren Geschäftsverrichtungen hat, dürfte sie wohl zunächst durch den geschwächten Zustand der Nerven, vermittelst zu sehr gesteigerter oder verminderter Reizempfänglichkeit, deren Wirkungen pathologisch oft sehr mit einander verwandt sind, herbeigeführt werden.

Die Vorschläge unseres Verfassers zur Behandlung Behufs der Wiederherstellung der, durch schädliche Einflüsse der Innerste erkrankten Thiere stützen sich auf die vorhergehenden Ansichten, und sind folgender Art: Im Allgemeinen ist es erforderlich, dass man die Thiere, an denen man die oben beschriebenen Wirkungen der Innerste-Substanzen zu bemerken anfängt, sogleich von der fortwährenden Einwirkung derselben durch Einsperren u. s. w. auf eine zweckmässige Weise bewahrt. Ist erst ein höherer Grad der Krankheit eingetreten, so ist keine Hülfe mehr zu erwarten. Man lasse in den betreffenden Gegenden das Vieh im Frühjahre nicht zu frühzeitig auf die Weide gehen, sondern setze lieber die Stallfütterung einige Zeit länger fort, bis die Wiesen und Weiden durch öfteren Regen vom Hüttenrauche gereinigt sind, und dieser auch in der Innerste mehr zur Vertheilung gekommen und fortgeschwemmt ist. Wenn das Austreiben anfängt, lasse man das Vieh nicht gleich täglich aus, sondern anfänglich etwa einen Tag um den andern, und verbinde die erstere Zeit die Stallfütterung mit dem Weiden im Freien, damit die Thiere anfänglich nur mässig grünes Futter zu sich nehmen. Auf diese Weise werden die inneren Organe die Einwirkung der, etwa dennoch in den Magen übergehenden, nachtheiligen Substanzen gewohnt werden. Die Versuche, welche von Orfila über die sogenannten Gegengifte bei Bleivergiftungen gemacht worden sind, beweisen es, dass schwefelsaures Blei, als eine sehr schwere, auflösliche Substanz, dem thierischen Organismus, wenn es nicht längere Zeit auf ihn wirksam wird, nicht schade. Hierauf gründet sich die Methode bei eingetretenen Vergiftungen durch Bleizucker, das im Magen im aufgelösten Zustande enthaltene Blei durch Beibringung solcher schwefelgesäuerten Stoffe, die an und für sich nicht nachtheilig sind, in schwefelsaueres Blei zu verwandeln, und dann dieses durch angemessene Mittel fortzuschaffen. Das Gegenmittel könne demnach in Glaubersalz, Bittersalz, Doppelsalz u. s. w. bestehen. Sie bewirken die Umwandlung des auflöslichen Bleies in unauflösliches, und schaffen vermöge der abführenden Kraft, mit der ihr Ueberschuss wirksam wird, die entstandene, unauflösliche Verbindung fort. Die anzuwendende Quantität hängt von der Menge des genossenen Giftes ab; der Gang der Krankheit wird es darthun, ob die gegebene Menge zur Umwandlung des Oxyds hinreichte oder nicht. Als gewöhnliche Gabe können 12—16 Loth Glaubersalz für ein Pferd, und

8—12 Loth für eine Kuh dienen. Am rathsamsten möchte es sein, dem Viehe zur Zeit des ersten Austreibens von Zeit zu Zeit eine angemessene Dosis als Präservativ zu geben. Als Getränk gebe man bei eingetretener Krankheit Wasser mit Weizenkleie; sie ist geeignet, weil sie reinigend, einhüllend und abführend wirkt. Lassen heftige und wiederholt eintretende Convulsionen innere Entzündungen vermuthen, so gebe man ein Decot von Leinsamen. Bis jetzt kennt man am Harze kein Mittel gegen die in Rede stehende Krankheit. Aderlassen, welches man wohl anwendet, kann nur dann von Nutzen sein, wenn örtliche Entzündungen eingetreten sind, um die Wirkung dieser zu schwächen; es kann daher in Verbindung mit jenen Mitteln bisweilen nützen. Für sich allein angewandt ist es gegen die Krankheit selbst unwirksam und in den mehrsten Fällen ohne Erfolg. Bei der anhebenden Krankheit der Hunde wendet man am besten sogleich starke, 2—3 Mal wiederholte Brechmittel an, mit denen man Abführungsmittel abwechseln lässt. Das erste Abführungsmittel kann 2—3 Stunden nach dem Brechmittel gegeben werden. Zum Getränk dient Weizenkleie, und wenn die Entkräftung sehr gross werden sollte, Fleischbrühe. Sind die Convulsionen heftig, so kann der Hund täglich 1½ bis 2 Drachmen Theriak, in Verbindung mit 1—2 Gran Opium erhalten. Gegen bereits eingetretene, vielleicht schon längere Zeit bestandene Lähmungen möchte kein Mittel mit Erfolg anzuwenden sein. Bei der Erkrankung der Gänse, Enten, Hühner u. s. w. ist im Allgemeinen Fütterung mit Weizenkleie in Milch geweicht, häufiger Genuss von Fettabfällen aus der Küche, Talg u. dgl. am anwendbarsten. Die Weizenkleie hat sich in mehreren Fällen sehr wirksam gezeigt. Selbst die Lähmung, wenn sie erst seit 2—3 Tagen im geringeren Grade eingetreten war, ist bei ihrer Anwendung ohne weitere Mittel rückgängig geworden. Hat die Krankheit erst einen höhern Grad erreicht, so helfen alle Mittel nichts. Auch bei diesen Thieren würde

Glaubersalz oder Bittersalz mit Weizenkleie vermengt, als Nudeln eingestopft, frühzeitig genug angewandt, vielleicht wirksam sein.

Von den Beobachtungen Anderer komme ich zur Darstellung meiner eigenen über die nachtheiligen Einflüsse der Bleibergwerke, so wie der Aufbereitungs- und Fabrikations-Anstalten dieses Metalls auf die Gesundheit der Hausthiere etc. mit besonderer Beziehung auf das Rindvieh. Der Kürze und Fasslichkeit wegen werden nur die Resultate mitgetheilt, welche, wie man sich aus Nachstehendem überzeugen wird, als eine Erfahrung ausgegeben werden dürfen, da sie den Criterien einer solchen entsprechen. Wenn noch vorausgeschickt wird, dass die meisten der oben angeführten geschichtlichen Daten mir erst kurz vor dem Abschlusse meiner Beobachtungen und Untersuchungen bekannt geworden sind, so könnte ich zwar bedauern, erst nach vielen Umwegen an ein Ziel gelangt zu sein, das ich mit jenen ausgerüstet, gewiss auf kürzerem Wege erreicht hätte; aber bei wissenschaftlichen Untersuchungen ist die Zeit und Mühe der Umwege nicht immer eine verlorene.

In den Jahren 1826—29 lebte ich als practischer Thierarzt in Zülpich (Regierungs-Bezirk Cöln, in der Preuss. Rheinprovinz). Zwei Stunden von dort erhebt sich in südwestlicher Richtung das Eifel-Gebirge, in welchem sich Bleibergwerke befinden. Da schon hörte ich Klagen über eine zu Zeiten auftretende, seit Menschengedenken in ihren mörderischen Folgen bekannte und dem Genusse von Bleierztheilen zugeschriebene Enzootie unter dem Rindvieh herüberkommen. Natürlich konnten solche Klagen mich nicht ohne Anregung zur nähern Erforschung jener Calamität berühren. Und in des umsichtsvollen und kenntnissreichen Kreisphysikus

Dr. Ludwig in Eiskirchen freundlichem Erbieten gemeinschaftlich mit mir Forschungen über dieselben anstellen zu wollen, erhielt ich eine unmittelbare Aufforderung dazu; aber wegen der bezeichneten Entfernung jener Gegend und wegen der Sorge um meine Subsistenzmittel in einem nähern Wirkungskreise musste ich damals auf ein näheres Eingehen in die Sache verzichten. In den Jahren 1831—39 aber, während welcher ich als Leib-Thierarzt des Veterinär-Bezirks der Kreise Schleiden, Malmedy und Montjoie im Regierungs-Bezirk Aachen fungirte, und in Schleiden wohnte, ward ich jenem Seuchenrevier nicht allein näher gebracht, sondern meine amtliche Stellung zu demselben und eine frequente Praxis in ihm boten mir mit der Pflicht auch die Mittel und Wege zu näherer Erforschung der ortseigenen Krankheiten.

Das Revier, wovon es sich hier handelt, ist der sogenannte Bleiberg, welcher im nord-östlichen Theile des Kreises Schleiden liegt. Er zieht sich von Süd-West nach Nord-Ost und zwar von den Ortschaften Call und Keldenich bis zum Faybache jenseits Mechernich. Die ganze Länge des Bleiberges beträgt ungefähr zwei Stunden, die Breite desselben im Durchschnitt eine halbe Stunde, nämlich vom Rücken des Berges bis zur Verflachung seines Abhanges in nordwestlicher Richtung in der Gegend der Ortschaften Wallenthal und Roggendorf. In dem eben bezeichneten nord-westlichen Abhange des Bleiberges zieht sich, fast mit dem Rücken des Berges parallel und durch die ganze Ausdehnung desselben die Erzniederlage fort, die sich in der durchwühlten Oberfläche in einer grossen Zahl von Pingen und Halden und sonstigen Ueberresten des Bergbaues als ein Sitz desselben seit der ältesten Vorzeit aus der Ferne her schon andeutet. Der einzige Bach, welcher zum Terrain des Bleiberges gezählt werden kann, ist der sogenannte Bleibach, welcher süd-westlich bei den Ortschaften Calenberg und Schaefen aus im bunten Sandstein entspringenden Quellen seinen Ursprung nimmt. Er zieht sich in nord-östlicher Richtung am Fusse des nord-westlichen

Abhanges des Bleiberges, durch ein seichtes, mit Pochsand sehr verschüttetes Thal hin, und verlässt in der Gegend der Ortschaft Commern den Bleiberg und den Kreis Schleiden. Der Bleibach bestreicht nicht die ganze Länge des Bleiberges, sondern ein Theil desselben, dessen Länge ungefähr eine halbe Stunde beträgt, und an welchen die Ortschaften Dattel, Keldenich, Call und Heistert anschiessen, bleibt von ihm unberührt. Dagegen kann man die natürlichen Grenzen des Bleiberges durch andere Bäche näher bezeichnen: süd-westlich der Callbach, nördlich der rothe Bach und östlich der Faybach, welche Wasser aber hier kein näheres Interesse gewähren Für die Gegend des Bleigebirges ist der beschriebene Bleibach, wie arm er auch gewöhnlich an Wasser ist, von der grössten Wichtigkeit, indem durch ihn fast alle dort befindliche Poch-, Wasch- und Hüttenwerke in Bewegung gesetzt werden. Daher kommt es denn, dass — so wie der ganze Bleiberg auf seinem nordwestlichen Abhange mit einem blendend weissen, sehr lockern, feinkörnigen Sande in wellenförmigen Erhabenheiten und Versenkungen verschüttet ist — auch die Ufer jenes Baches damit bedeckt sind. Die fast gänzliche Abwesenheit von thonigen Theilen in diesem Sande macht ihn für die Vegetation unzugänglich. Daher bleibt er grösstentheils nackt, und wird wegen der angeführten Feinkörnigkeit und Lockerheit leicht vom Winde bewegt und fortgeführt.

Das am Bleiberge in grösserer Menge geförderte Erz ist das sogenannte Kentenerz, und ist dieses Vorkommen für denselben characteristisch. Die an Form, Grösse und Menge sehr verschiedenen und in weissem Sandsteine gelagerten Knoten bestehen hauptsächlich aus Bleiglanz (Schwefelblei); ausserdem enthalten sie Kupfer, Eisen, Thon, Kalk, Quarz und andere in Zusammensetzung und Menge sehr wechselnde Bestandtheile. Die in geringerer Menge vorkommenden Knoten im rothen Sandsteine haben zum Hauptbestandtheile kohlensaures Bleioxyd; ausserdem kommt darin beständig ein geringer Antheil Titansäure, mitunter ein grösserer von Bleiglanz vor und sie enthalten überdiess noch, ausser dem Kupfer, die oben genannten Stoffe der Knoten des weissen Sandsteins. In ziemlich reichlicher Menge wird auch in der Gegend von Call eine werthvolle rothe Bleierde (Lettenerz) gegraben, deren Hauptbestandtheil kohlensaures Bleioxyd ist, neben diesem aber ähnliche Beimengungen, wie die Knotenerze hat. Auf den Silbergehalt der gedachten Bleierze ist um deswillen keine besondere Rücksicht genommen worden, da er nur sehr gering ist. Versuche im Grossen haben nur ein halbes Loth dieses Metalls in einem Zentner Blei nachgewiesen, während die reichsten Knoten gewöhnlich nur 12 p. C. des letzteren Metalls enthalten. Nur in einer kleinen Abtheilung des Bleiberges kommt das Weissbleierz (Katzenzahn) in geringer Menge und in zwei Varietäten, der gelblichen und weisslichen vor. Beide bestehen aus kohlensaurem Bleioxyd und Wasser, und rührt die Farbe des erstern von einem geringen Antheil Eisenoxyd her. Auf alten, hauptsächlich aus Kies und Gerülle bestehenden Polden zwischen den Ortschaften Schaeven, Dattel, Keldenich und Call, findet man ausser Bleiglanz eine ziemliche Quantität Mennige, die sich wahrscheinlich bei einem Röstungsprocesse gebildet, den man in uralter Zeit als Vorbereitung zur Schmelzung der Erze angewandt hat. Zu den gedachten Bleierzen kommt noch das in geringer Menge sich vorfindende (aus Bleioxyd, Phosphor- und Salzsäure bestehende) Grünbleierz und mehr oder weniger grosse, aus früherer Zeit herstammende Lagen von, dem Obsidian ähnlichen, und bis 20 p. C. enthaltenden Bleischlacken; und als mehr oder weniger zufällige Vorkommenheiten des Bleiberges sind verschiedene Eisen- Zink-, Kupfer- und Manganverbindungen zu betrachten. Kaum dürfte zu allem diesen zu bemerken sein, dass der am Bleiberge vorkommende Sand, und namentlich der in der Nähe des Bleibaches bei den Poch- und Schlemmanstalten aufgeschüttete mehr oder weniger bleihaltig ist. Auch das Wasser des gedachten Baches in der Nähe jener Gewerke, so wie in seinem fernern Verlaufe, wenn es durch starke Regengüsse aufgetrübt ist, enthält suspendirte Bleitheile. Davon habe ich mich durch mehrere Versuche überzeugt. In Brunnen und stehenden klaren Gewässern des Bleibergreviers ist es mir indess nicht gelungen, Blei nachzuweisen, obgleich die Gegenwart dieses Metalls in letzteren, und zwar in schwebendem Zustande dann höchst wahrscheinlich ist, wenn sie durch verschiedene Umstände aufgerührt werden, weil die Oberfläche des Bodens dort allenthalben bleihaltig ist. Die Schmelzhütten des Bleiberges liegen grösstentheils an dessen Grenze. Der Hüttenrauch kann nur in untergeordneten Betracht kommen, in sofern er Bleioxyd enthält; denn Arsenik ist bisher in den dortigen Bleierzen nicht nachgewiesen worden. (Vgl. Bergemann's chemische Untersuchungen der Mineralien und Hüttenproducte des Bleiberges in Rheinpreussen. Bonn 1830).

Das in Vorstehendem geschilderte Bleibergrevier ist seit Menschengedenken wegen seiner nachtheiligen Einflüsse auf Hausthiere jeder Art übel berüchtigt gewesen. Selbst Fische kommen im Bleibache nicht vor, oder in seinem fernen Verlaufe erst dann, wenn sich mehre andere Wasser mit ihm vermischt haben. Wenn man aber weithin in den Ebenen des Regierungs-Bezirks Cöln die an den Ufern der grössern Bäche, worin sich der Bleibach ergossen hatte, mitunter vorkommenden, seuchenartigen Krankheiten unter dem Rindvieh noch den mitgeführten Schädlichkeiten des letztern Baches zuschreibt, so kann ich dem nicht beistimmen; denn diese Krankheiten sind (nach meinen Beobachtungen Milzbrand und Lungenseuche) anderer Art, als die weiter unten zu beschreibende und im Bleibergrevier sehr gefürchtete Enzootie. Indem auf die nachtheiligen Einflüsse des Bleiberges auf die Thierwelt überhaupt, als ausser den Grenzen dieser Aufgabe liegend, nicht weiter eingegangen wird, möge auch nur kurz bemerkt werden, dass in jener Gegend ebensowohl, wie, nach der angezogenen Schilderung Meyer's, am Harze und im Gebiete der Innerste, tödtliche Krankheiten mit denselben Symptomen unter dem Hausgeflügel und unter Katzen und Hunden vorkommen. Die nachtheiligen Einflüsse des Bleiberges auf das Rindvieh, als eine ortseigene Krankheit, vorzugsweise Gegenstand unserer Betrachtung, bezeichnet der Bleibergbewohner mit dem Namen „Haukrankheit". Die Ortschaften, welche bis jetzt von dieser Krankheit heimgesucht worden, sind: Mechernich, Roggendorf, Strempt und Kalmuth in der Bürgermeisterei Vussem; Bleibeur, Vaissel, Lückerath und Schutzendorf in der Bürgermeisterei Bleibeur; Schaefen, Dottel, Kalenberg und Heistert in der Bürgermeisterei Wallenthal, und Keldenich in der Bürgermeisterei gl. Ns. Diese Ortschaften haben stets mehr oder weniger Verluste durch jene Krankheit gehabt, je nachdem sie dem Bleiberge näher oder entfernter liegen, oder je nachdem sie mehr oder weniger Wiesen und Weiden besitzen, welche zu dem Bezirk des Bleibergs gehören. In diesen Ortschaften sind, nach den mir vorliegenden Berichten, welche sich auf die Aussagen der Ortsschöffen stützen, in den Jahren von 1826—37 ungefähr 250 Stück Rindvieh an der Haukrankheit krepirt. Nach dem einstimmigen Urtheile der Bleibergbewohner sollen jedoch früher die durch jene Krankheit bewirkten Todesfälle weit zahlreicher gewesen sein. Den Grund der jetzigen Verminderung setzt man vorzugsweise in den Umstand, dass nun die Schädlichkeiten besser gekannt seien, und daher möglichst verhütet würden, und dass dem entsprechend, seit Einführung der Berg-Polizei-Ordnung d. d. Berlin, 30. Juni 1824, der Sand an den Pochwerken nirgends mehr in den Bach gestürzt, sondern über die Halden gefahren wird. Bevor ich eigene Beobachtungen über die sogenannte Haukrankheit des Rindviehes am gedachten Bleiberge gemacht, und dieselbe nur aus Berichten von Nichtsachverständigen kennen gelernt, und dann noch, als ich selbst einzelne Beobachtungen gemacht hatte, konnte ich der gangbaren Ansicht: dieselbe habe ihre Entstehung im Verschlucken von Bleiertheilen, nicht beitreten. Die in acuter Weise mit stürmischen und überraschenden Erscheinungen auftretende Krankheit bot so manches den mir bisher bekannten Phänomenen der Bleivergiftungen Widersprechendes dar; und selbst der intelligentere Theil der Bleibergbewohner war in jener herrschenden Ansicht dadurch schwankend geworden, da die Haukrankheit auch in solchen Weiderevieren vorkommt, deren Verunreinigung mit Bleiertheilen wenigstens nicht nahe lag. Dagegen wurde es mir sogleich klar, dass die Krankheiterzeugenden Ursachen local sein müssen, da jene Enzootie auf das Gebiet des Bleiberges genau beschränkt ist. Unbefangen und ohne Vorurtheil schritt ich daher zu ferneren Untersuchungen, und richtete zunächst die Aufmerksamkeit auf die climatischen Verhältnisse des Bleiberges, auf den Zustand der Wiesen und Weiden, auf die auf diesen vorkommenden Pflanzen, und endlich auf die Wartung und Pflege des Rindviehes. Zur Auffindung von Pflanzen, denen eine Schädlichkeit beizumessen wäre, verwandte ich um so mehr Sorgfalt, als eine Volksmeinung solchen die Entstehung der Haukrankheit zuzuschreiben geneigt war; aber ausser Anemone Pulsatilla konnte keine übelberüchtigte Pflanze im Bereiche des Bleiberges und des Weidereviers aufgefunden werden. Der in dieser Pflanze enthaltene scharfe Stoff kann aber nur im Vorsommer bei junger und blühender Frische seine vollen Wirkungen hervorbringen, wogegen die Haukrankheit auch in andern Jahreszeiten bemerkt wird, abgesehen davon, dass das Vieh nicht leicht solche Pflanzen berührt, es sei denn, dass es aus grossem Mangel andern Futters dazu getrieben würde. Endlich habe ich jene Anemone anderwärts auf sandigem und kalkigem Boden weit frequenter angetroffen, ohne dass dort die Haukrankheit jemals bemerkt worden wäre. Hierin also konnte eben so wenig, wie in den oben bezeichneten Bedingungen eine genügende Aufklärung gefunden werden. Dieser Umstand nun und der, dass auch unter andern, in ganz abweichenden Lebensverhältnissen stehenden Hausthieren (wie Hunde, Katzen und Federvieh) dem Einflusse von Bleiertheilen zugeschriebene Krankheitszustände beobachtet wurden, mussten meine Aufmerksamkeit doch wieder auf eine mögliche Bleivergiftung lenken. Daher stellte ich sorgfältige Sectionen und Untersuchungen mit Hülfe der Chemie an, die sowohl den Nachweis mechanisch beigemengten Bleierzes in den Magencontentis, als auch aufgelösten Bleies im Chymus des Darmkanals lieferten. Mancher würde sich mit diesen Resultaten begnügt haben; nichts aber ist so sehr geeignet, eine Wahrheit fest zu begründen, als Entgegenstellung vernünftiger Zweifel. Und so hatte ich denn auch in diesem Falle Bedenken, die Entstehung der Haukrankheit dem Genusse von Bleierztheilen allein zuzuschreiben. Denn 1) die, den Magencontentis mechanisch beigemengten Bleisubstanzen konnten von nicht grosser Erheblichkeit in diesem Betrachte sein, da man oftmals in den Magen des Rindviehes fremde, weit mehr reitzende und verletzende Körper in einem grösseren Maasse antrifft, ohne dass dadurch eine wahrnehmbare Krankheit, und zumal eine solche, wie im obschwebenden Falle hervorgebracht würde; 2) Das im Chymus aufgelöste Blei schien auch etwas zu geringfügig, um die beobachteten Erscheinungen hervorbringen zu können. 3) Das in den meisten Fällen plötzlich eintretende Erkranken des Rindviehes blieb unerklärt; und endlich 4) bei Pferden, Schaafen und Ziegen wurden keine ähnlichen Beobachtungen gemacht, obgleich namentlich die letztgedachten Wiederkäuer Weideplätze ohne Nachtheil benutzten, welche im Bezug auf Rindvieh übel berüchtigt waren. Diese Bedenken zu mildern müsste man ad 2 die Wahrscheinlichkeit unterstellen, dass sämmtliche Contenta und Körpertheile mehr oder weniger mit Blei saturirt sein könnten, und demnach doch das ganze Gehaltsquantum ein Bedeutendes sein dürfte, und ad 3) annehmen, dass erst dann die Krankheit zur offenbaren Entwickelung komme, wenn ein gewisser Sättigungsgrad eingetreten sei, oder wenn eine andere, noch nicht gekannte Ursache die nähere Veranlassung zum Ausbruche des Leidens gebe, und endlich ad 4) supponiren, dass Pferde, Schaafe und Ziegen wegen Organisations-Eigenthümlichkeiten nicht leicht vom Blei nachtheilig berührt werden, oder dass man in Bezug auf das Pferd, wie es allerdings der Fall ist, das irgend verdächtige Futter und Wasser vermeidet. Man möge hiernach erkennen, wie schwierig es sei, von einem gewissen Standpunkte aus manche pathologische Probleme genügend aufzuklären, und dass es daher räthlich erscheinen musste, anderwärts unter ziemlich gleichen Verhältnissen gemachte Beobachtungen mitzuberücksichtigen. In der Eifel befinden sich, ausser dem hier in Rede stehenden Bleiberge des Kreises Schleiden, noch mehrere Bleigruben, die entweder nicht mehr oder doch nur in einem unbedeutenden Grade betrieben werden. Die bei Bleialf im Kreise Prüm und die bei Müdscheidt im Kreise Rheinbach besuchte ich, um meine Beobachtungen zu vervollständigen. Auf diesen beiden Gruben kommt der Bleiglanz nicht im Sandsteine, wie am Bleiberge, sondern im Grauwackenschiefer vor. Die Gruben am Bleialf waren seit langer Zeit nicht mehr betrieben worden, aber doch die Schädlichkeit der Bleierze für die Hausthiere, der Sage nach, dort bekannt; sie sollte es aber auch bald wieder durch eine neue Erfahrung werden. Denn im Jahre 1835 fand von armen Leuten das polizeiwidrige Aufrühren alter Halden und Ausspülen derselben im Alfbache zur Gewinnung des noch darin enthaltenen Bleierzes Statt. Die nachtheiligen Folgen desselben für Rindvieh — erhellen aus dem, mir in Abschrift vorliegenden, darüber gepflogenen Untersuchungs-Protokoll. — Auf der hohen einsam liegenden Bleigrube bei Müdscheidt, die auf kein anderes Vieh nachtheilige Einflüsse haben kann, als auf das, des dort bei den Aufbereitungswerken wohnenden Steigers, erzählte mir dieser, dass er das Bleierz immer als sehr nachtheilig für das Rindvieh gehalten. Daher habe er stets Sorge getragen, dass seine Kühe nicht zur Beweidung der, von ihm als gefährlich bezeichneten Stellen gekommen seien; doch habe dies einmal wider seinen Willen stattgefunden, worauf dann auch alsbald Eine von krampfhaften Zufällen befallen worden, und nach einiger Zeit crepirt sei. Bei der Oeffnung will der gedachte Steiger eine gewisse Menge Bleiglanzes in den Magen dieses Thieres gesehen haben. Fürchtend, dass auch die andere Kuh Bleierz verschluckt haben möchte, wovon sich die nachtheiligen Folgen später zeigen könnten, liess der Eigenthümer dieselbe, trotz dem, dass sie fortwährend gesund blieb, etwas mästen und dann schlachten; aber die Section hat bei dieser kein Bleierz nachgewiesen. Die Krankheitszustände, welche man in den beiden letztern Fällen beobachtet hatte, waren der Haukrankheit so viel aus den Berichten zu entnehmen war, sehr ähnlich, und da sich als Ursache jener das Bleierz mit ziemlicher Wahrscheinlichkeit herausgestellt hatte, so konnte man auch ohne grosses Bedenken das gedachte Erz als Ursache dieser annehmen. Nicht habe ich es dabei bewenden lassen, mir eine möglichst viefältige, eigene Anschauung zum Behufe der Aufklärung über die sogenannte Haukrankheit zu verschaffen, sondern ich habe mich auch in der Literatur umgesehen, und das Glück gehabt, an dem bereits früher gedachten Werke des Dr. Meyer „Die Verheerungen der Innerste etc." (wenn auch etwas später) einen guten Fund gethan zu haben; denn die hierin unter dem Namen „Jammer" beschriebene, am Harze vorkommende und einer Bleivergiftung zugeschriebene Krankheit hat ebenfalls viel Uebereinstimmendes mit der Haukrankheit. — Wenngleich es, dem Vorhergehenden gemäss, so ziemlich feststehen musste, dass der Genuss des Bleierzes die Hauptursache zur Erzeugung der Haukrankheit ist, so hielt ich dennoch die Anstellung directer Versuche zur Erlangung der möglichsten Aufklärung, welche die bis dahin vorhandenen, bei andern Thiergattungen mit verschiedenen Bleipräparaten angestellten nicht gewähren konnten, für erspriesslich. Es sind zwar auch ein Paar Beobachtungen von Bleivergiftungen des Rindviehes bekannt, so die, vom Kreisthierarzte Biderlinden bei zwei Kühen angestellte (General-Veterinär-Bericht des Rhein-Pr.-Med.Collegiums p. 1804), und die bei 10 Stück dieser Thiergattung gemachten, worüber Prof. Dr. Prin (Gurlt und Hertwig Magazin d. Thierheilkunde 3. Quart.

Hft. 1835.) referirt, aber dies vergiftende Mittel war in jenen Fällen Bleizucker, und hatten die Intoxicationszufälle und Sections-Ergebnisse nur wenig Uebereinstimmendes mit der Haukrankheit, weshalb jenen Beobachtungen nur ein sehr bedingter Werth für die Aufklärung des obschwebendes Gegenstandes beigemessen werden darf. Den Zweck der beabsichtigten Versuche stellte ich also fest: 1) zur vollständigen Gewissheit zu gelangen, wie die mit Bleierztheilen geschwängerten Futterstoffe oder Getränke auf den thierischen Organismus überhaupt wirken, und ob durch den Genuss derselben, insbesondere beim Rindvieh, die sogenannte Haukrankheit künstlich erzeugt werden könne; dann zu erforschen, welcher Art der, am Bleiberge vorkommenden Bleiverbindungen, oder welchem Produkte der Aufbereitung die beregte Schädlichkeit vorzugsweise beizumessen sei; 2) zur Kenntniss über diejenigen Mittel zu gelangen, welche die künstlich hervorgebrachten Bleikrankheiten, und insbesondere die etwa bewirkte Haukrankheit zu beseitigen vermögen. Die Vortheile, welche ich aus solchen Versuchen ableitete, waren ad 1) Beseitigung jedes Zweifels, den die Wissenschaft in dieser Sache erheben könnte; Wegräumung jedes Zweifels bei den Bewohnern des Bleiberges, und daraus fliessende Norm für die künftige Wahl des Futters, der Wartung und Pflege bei den Hausthieren überhaupt, besonders aber beim Rindvieh; Entfernung jedes Zweifels für die Medizinal-Polizei, und Anleitung für dieselbe, wie sie ihre Vorschriften zur Verhütung der Nachtheile zu geben und auszuführen habe; ad 2) eine Bereicherung für die Wissenschaft und für die Praxis, die Auffindung einer Norm, wie die Bleikrankheiten bei den Thieren überhaupt behandelt werden müssen, oder beziehungsweise die Angabe der Gegenmittel; insbesondere aber das Bekanntwerden mit einer Vorschrift, wie die Haukrankheit des Rindviehes mit Glück auf dem geradesten und billigsten Wege zu curiren sei. — Nachdem diese Intentionen einer, aus Berg- und Communal-Beamten, aus Bergwerksbesitzern, Landwirthen und dem Ref., unter dem Vorsitze des Königlichen Landrathes des Kreises Schleiden zusammengetretenen Commission, — deren Hauptzweck Austausch von Ansichten über die Ursachen der Haukrankheit und über die Vorkehrungen, durch welche derselben am sichersten und dauerndsten zu begegnen sei — vorgelegt und gebilligt worden waren, habe ich denselben bei der Königlichen Regierung in Aachen, welche den lebhaftesten Antheil an der in Rede stehenden Angelegenheit des Bleiberges nahm, Eingang zu verschaffen gesucht. Die Verwendung dieses Gouvernements bei den betreffenden hohen Ministerien, um Gewährung der pecuniären Mittel zu den beabsichtigten Versuchen, hatte, nachdem einige Rückfragen und erläuternde Berichte von meiner Seite gefolgt waren, die Entschliessung und den Befehl jener hohen Staatsbehörden bewirkt, dass die zweckdienlichen Versuche ausgeführt werden sollten, und zwar durch das Lehrerpersonal; denn Referent war mittlerweile als Repetitor an dieses Institut berufen, zur Zeit also ausser Stande die Aufgabe am Bleiberge selbst zu lösen. So hatte ich die Befriedigung, an den Versuchen thätigen Antheil zu nehmen, welche vorzugsweise zur Beantwortung der Fragen dienen sollten: 1) ob die sogenannte Haukrankheit des Rindviehes in einer Vergiftung durch Blei ihren Grund hat, und 2) welche Mittel in diesem Falle als vorzüglich wirksam in Anwendung zu ziehen sein dürften? — In Rücksicht der unzureichenden Mittel wurde zunächst nur die erste Frage in's Auge gefasst, durch die Direction der Königlichen Thierarzneischule, vom Bleiberge des Kreises Schleiden her, die verdächtigen Erze bezogen, und 3 Stück gesundes, und wohlgenährtes Rindvieh von gewöhnlichen Niederungen angeschafft, nämlich eine vier Jahr alte mittelgrosse Kuh, eine zwei Jahr alte Färse und ein anderthalb jähriger, kräftiger Bulle. Die erstere erhielt innerhalb 4 Tagen 1 Civil-Pfund Lattwerge in getheilten Gaben, jedesmal 2 Unzen mit Kleie zu einer sogenannten Lecke gemacht, und zwar an den beiden ersten Tagen dreimal, am dritten und vierten einmal; die zweite erhielt in zwölf Tagen vier und ein halbes Civil-Pfund reinen Bleiglanz und zwar in getheilten Gaben auf die Weise, wie im vorigen Falle; der dritte endlich bekam wärend acht Tagen drei Civil-Pfund des, von dem gröberen Gerölle befreiten Haldenstoffes, wie sich solcher auf den alten Halden bei Keldenich und Dattel vorfindet, und, den früheren Angaben zufolge, Bleiglanz und Mennige, jedoch nicht in grosser Quantität, als hier in Betracht kommende Bestandtheile enthält. Auch dieses Versuchsmittel wurde auf die vorgedachte Weise gereicht, während sämmtliche Thiere mit hinreichendem guten Heu und reinem Wasser genährt wurden. Nachdem das gedachte Versuchsmittel bei dem Bullen nur vorübergehende Wirkungen gehabt hatte, erhielt derselbe später noch in mehreren Tagen in früherer Weise und Gabe $3\frac{1}{4}$ Pfd. C. G. Bleisand (gepochten Knotensandstein, also ein Gemenge von Bleiglanz mit vielem Sande). In Folge dieser Versuche crepirte die Kuh und der Bulle, die Färse aber erholte sich nach schwerer Krankheit bis zur vollständigen Wiedergenesung, obgleich bei ihr eben so wenig wie bei den anderen Thieren, ein Gegenmittel in Anwendung gebracht worden war. Demzunächst war es der Zweck, wie oben angedeutet, die Wirkung der angewendeten Mittel einzusehen. Auf die Details der, wie sich leicht denken lässt, mit der möglichsten Sorgfalt angestellten Versuche und der gemachten Beobachtungen ihrer Wirkungen hier näher einzugehen, dürfte zu weit führen; aber der von dem Director und dem Lehrerpersonal der Königlichen Thierarzneischule abgegebene, gutachtliche Ausspruch, welcher sich auf die Resultate stützte, ist gewiss am rechten Orte. Er lautete im Wesentlichen: Da die Haukrankheit des Rindviehes am Bleiberge im Kreise Schleiden wirklich mit den, bei den Versuchen wahrgenommenen Erscheinungen auftritt, und da die Ergebnisse der Sectionen bei den Versuchsthieren im Wesentlichen mit denen übereinstimmen, welche sich am Bleiberge herausgestellt haben, so dürfte es keinem Zweifel unterliegen, dass die sogenannte Haukrankheit des Rindviehes am Bleiberge im Kreise Schleiden in einer Bleivergiftung besteht.

Die Entwickelung wäre sonach bis zu dem Punkte gelangt, wo es feststeht, dass die sogenannte Haukrankheit des Rindviehes am Bleiberge in der Preuss. Rheinprovinz in einer Bleivergiftung besteht. Die bisher erfolgte Darstellungsweise hielt ich für nothwendig, um einestheils den Leser auf einen Standpunkt in Mitten des Gebietes zu führen, der ihm den Schlüssel zur möglichst klaren Einsicht und den Stoff zur eigenen Beurtheilung des obschwebenden Gegenstandes bieten dürfte; anderntheils aber, um die nun folgende Schilderung der sogenannten Haukrankheit, wie sie am mehrgedachten Bleiberge auftritt, so wie die nähere Darstellung ihres Causal-Verhältnisses, ihrer Prophylaxis und Therapie, so viel es thunlich, rein von geschichtlichen Nebenbemerkungen zu halten.

Als Vorläufer der Krankheit geben sich zu erkennen: eine gewisse Trägheit, daher häufiges Liegen; Unregelmässigkeit in der Fresslust und im Wiederkäuen.

Der offenbare Ausbruch der Krankheit wird durch gänzliches Ablassen vom Fressen oder durch auffallende Verminderung der Begierde zum Futter bezeichnet, während Neigung zum Saufen gewöhnlich noch vorhanden, oft sogar in einem sehr gesteigerten Grade zu bemerken ist. Das Wiederkäuen ist nun entweder ganz unterdrückt, oder es geschieht sehr unregelmässig, während beim Heraufholen des Futters ein leises Stöhnen gehört wird. Die Darmausleerungen erfolgen entweder nicht mehr, oder nur sparsam und mit härtlicher, zuweilen aber auch mit breiiger Consistenz; Urin wird sehr selten und in geringer Menge abgesetzt, und hat eine fast wasserhelle Farbe. Die Thiere stehen von der Krippe zurück mit gesträubtem Haare, gesenktem Kopfe, gekrümmtem Rücken, mit zwischen den mehr nach vorn unter den Leib gerückten Hinterbeinen geklemmtem Schwanze, mit eingesunkenen und härtlich anzufühlenden Hungergruben und unterbrochenem Zahnknirschen. Wenn sie liegen, so wird die Lage oft gewechselt, indem Kopf und Hals gestreckt auf dem Boden oder auf eine Körperseite gelegt werden, und indem der Körper zuweilen auf die Seite gewendet wird, während die Schenkel ausgestreckt und wieder eingezogen werden. Der Puls ist klein, härtlich und an Frequenz etwas vermindert, und mit dem deutlich fühlbaren Herzschlage synchronisch; das Athmen geschieht entweder ohne auffallende Störung, oder es geschieht in einer geringern Zahl von Zügen. Die Ohren und Hörner haben, so wie die ganze Körperoberfläche der Thiere, eine gesunkene Temperatur. Der Blick der Augen ist stier; deren Bindehaut, und die übrigen sichtbaren Schleimhäute weder vermehrt warm, noch roth, im Gegentheil sind sie oft bläulichblass. Obgleich die Ortsbewegungen noch ziemlich frei geschehen, so hört man doch zuweilen ein Knacken in den Gelenken.

Wenn jene Symptome das erste Stadium der Krankheit bezeichnen, welches selten länger als 3 Tage dauert, so werden in dem zweiten Fieberbewegungen durch wechselnde Wärme und beschleunigten Puls, der übrigens seine Beschaffenheit beibehält, deutlich erkannt. Das Athmen ist beschleunigt; es geschieht zuweilen mit zitternder Bewegung der Bauchmuskeln, oder wie beim Asthma der Pferde. Das Zahnknirschen erfolgt häufig und heftig. Futteraufnahme und Wiederkauen wird nicht mehr beobachtet, und aus dem sich in einer fast beständigen und kauenden Bewegung befindlichen Maule fliesst zäher Speichel, oder es bildet sich Schaum vor demselben. An verschiedenen Körpertheilen bemerkt man, ausser einem krampfhaften Heben der Hinterschenkel, Zuckungen, so an den Maulwinkeln, am Bug u. s. w.; häufig beobachtet man heftige Zuckungen, die im Hinterleibe zu entstehen scheinen, und sich dann auf den Vordertheil des Körpers fortpflanzen, den Hals und Kopf ruckweise in eine convulsivische Bewegung setzen, während ein leises Stöhnen wahrgenommen wird. Die Hungergruben erscheinen stärker eingesunken. Ausleerung von Koth und Urin erfolgt fast gar nicht mehr, und bei milchenden Thieren hört die Milchabsonderung auf. Die Körperbewegungen geschehen sehr unfrei mit auffallendem Schwanken im Hinter- und steifer Haltung im Vorderleibe. Die Augen sind ganz stier; die Augenlider werden nur selten geschlossen, und nur dann, wenn man den Augapfel mit einem Finger berührt. Bei vielen Thieren sind die Augäpfel nach den innern Augenwinkeln gewendet; die Iris zeigt keine Reaction gegen das auffallende, vermittelst eines Spiegels reflectirte Licht; die Thiere stossen mit dem Kopfe an alle Gegenstände und zeigen hierdurch, dass sie erblindet sind.

Nachdem das vorhergehende Stadium 2—4 Tage gedauert hat, wird das dritte dadurch bezeichnet, dass die bereits erwähnten Zufälle an Intensität zunehmen, ausserdem aber auch noch andere eintreten. Hauptsächlich wird dieser Zeitraum der Höhe durch fast gänzliches Unfühlbarwerden des Pulses, durch periodisch eintretende Zufälle von Raserei, wie bei Gehirnentzündung, bezeichnet. Die Thiere steigen alsdann in die Krippe, bohren mit den Hörnern in die Wand etc. Während solcher Anfälle, aber auch in ruhigen Perioden, brüllen viele Thiere kläglich, und es haben jene Paroxysmen das mit dem rasenden Koller des Pferdes gemein, dass sie durch Beunruhigung der Thiere hervorgerufen werden können. Gehörs-Empfindungen zeigen die Thiere in diesem Stadium noch, da abwehrende Bewegungen bei einem am Kopfe angebrachten Geräusche erfolgen; auch wird das Treten auf die Knochen und das Stechen mit Nadeln an allen Körpertheilen empfunden, aber die Art der Reactionen beweist eine vorhandene Störung des Bewusstseins, wie es sich übrigens auch aus dem ganzen Benehmen des Thieres abnehmen lässt. Die Thiere sind endlich unvermögend sich von ihrem Lager zu erheben. Die Zukkungen nehmen zu. Die Athemnoth steigt aufs höchste, und unter steter Bewegung der Schenkel erfolgt der Tod.

Geringe Abweichungen kommen bisweilen in dem entworfenen Krankheitsbilde vor; auch werden die Vorläufer in der Regel, zuweilen auch das erste Stadium der Krankheit, von den Vieh-Eigenthümern übersehen, und scheint dieselbe alsdann sogleich mit den heftigsten Erscheinungen aufzutreten. Bei Berücksichtigung aber der constanten und durchgreifenden Symptome der Haukrankheit lässt sich folgendes kürzere Bild von ihr geben, welches auch mit dem übereinstimmt, das das Lehrerpersonal der hiesigen Königl. Thierarzneischule aus seinen Versuchen ableitete:

Anfangs verminderte, später ganz aufgehobene Fresslust; bald vermehrte, bald verminderte Neigung zum Saufen; anfangs Unordnungen, später gänzliches Aufhören der Rumination; anfangs Unordnungen in der Darmexcretion, welche sich durch Abgang eines mehr breiigen oder mehr trocknen Mistes zu erkennen geben, später aber Verzögerung oder gänzliches Aufhören des Kothabsatzes. Verminderung oder gar Unterdrückung der Harn- und Milch-Secretion; anfangs verlangsamte, später beschleunigte Respiration und Circulation des Blutes; erstere begleitet von krampfhaften Zufällen der dazu dienenden Muskeln, letztere einen kleinen und harten oder fast verschwindenden Puls offenbarend; eigenthümliche Körperhaltung durch Aufwärtskrümmung des Rückens, Einbeugung des Schwanzes und Vorgreifen mit den Hinterfüssen; Abnahme der Körperwärme und Wechsel derselben an Ohren, Hörnern und Füssen; eigenthümliche kauende Bewegungen mit Bildung von Schaum vor dem Munde, oder häufiger Ausfluss von zähem Speichel; zuweilen Anfälle von Raserei und Verlust des Sehvermögens.

Die Sectionen der, an der Haukrankheit umgekommenen Thiere ergeben manche Abweichungen, mitunter Desorganisationen in den Lungen, in der Leber u. dergl., welche als zufällig zu betrachten sind; immer aber findet man in dem Mageninhalt entweder schon durch das blosse Auge erkennbare, mechanisch beigemengte Bleierztheile, oder durch die chemische Analyse nachweisbares, aufgelöstes Blei. Uebrigens sind die wesentlichen und übereinstimmenden Ergebnisse der Sectionen dieselben, wie sie sich auch nach dem Urtheile des Lehrerpersonals der Königl. Thierarzneischule bei den Versuchsthieren herausgestellt haben, nämlich: abnorme Anfüllung der venösen Gefässe in der Schädelhöhle; blutiges Serum auf der Schädelgrundfläche und in den Gehirnkammern; Blutreichthum der Lungen, der Herzkammern und der, in denselben entspringenden Gefässstämme; Blutarmuth in den Organen der Bauchhöhle; Verengerung des Dünndarms und geröthete Stellen im Labmagen, besonders in der Nähe des Pylorus.

Die meisten der von der Haukrankheit befallenen Thiere sterben, doch können sie auch in jedem der oben bezeichneten Stadien in Genesung übergehen; aber nur unter ganz allmähliger Abnahme der Symptome, so dass die Krankheit dann einen langwierigen Verlauf nimmt. Starke Salivation, reichliches Erbrechen und ergiebige Darmausleerungen sind günstige Zeichen. Steifigkeit in den Gliedmaassen und geschwächtes Sehvermögen weichen bei der Wiedergenesung am spätesten. Die überstandene Haukrankheit schützt nicht vor ferneren Anfällen.

Zu den ursächlichen Verhältnissen der Haukrankheit übergehend, möge zunächst die Bemerkung Raum finden, dass das eingebrachte Vieh eher erkrankt, als das einheimisch gewordene, ferner dass die Krankheit in allen Jahreszeiten vorkommt, vorzugsweise aber im Frühling beim Weidevieh, bevor starke Gewitterregen die mit Bleierztheilchen verunreinigten Futterkräuter gereinigt haben, welche früher durch Sturmwinde oder Wasserfluthen zugeführt wurden. Bei Stallfütterung tritt im Ganzen dasselbe Verhältniss ein; nur sind die Krankheitsfälle dabei seltener, am häufigsten noch bei armen Leuten, welche auf verdächtigen Stellen Futter zu holen genöthigt sind. Im Winter erscheint die Krankheit zwar selten, aber dann immer bei Fütterung nicht gehörig gereinigten Wurzelwerks. Die verunreinigenden und vorzugsweise schädlichen Theile der Futterstoffe sind: Bleiglanz, kohlensaures Bleioxyd und Mennige, letztere jedoch in geringerem Grade. Da der Bleibach sorgfältigst vermieden wird, so sind die Tränken seltener Veranlassung zur Haukrankheit; dann aber, wenn nach Gewitterregen im Bleibergreviere entstandene Pfützen dazu dienen, woraus das Rindvieh gern zu saufen pflegt. Es ist nicht zu erweisen, dass hier der Hüttenrauch die Veranlassung zur Verunreinigung des Viehfutters mit Bleitheilen giebt, da die in der Nähe von Bleihütten befindlichen Wiesen, welche so gelegen sind, dass ihnen nicht leicht durch Wind und Fluthen Bleierztheile zugeführt werden können, sich als unschädlich für das Rindvieh erwiesen haben.

Mit der Vorbauung der Haukrankheit hat es grosse Schwierigkeiten am Bleiberge. Die erste und nothwendigste Bedingung dazu ist: Verhütung der Schädlichkeit. Durch die bergpolizeiliche Aufsicht und durch die Sorgsamkeit der Viehbesitzer ist schon Vieles gewonnen; denn ehedem kam jene Krankheit in einem weit bedenklicheren Grade vor, als jetzt. Auch steht zu erwarten, dass, wenn die Königl. Regierung in Aachen, welche nun über die wahre Ursache der Haukrankheit durch die an der hiesigen Thierarzneischule angestellten Versuche hinreichend aufgeklärt ist — weitere, geeignete polizeiliche Maassregeln ergreift, und die Bewohner des Bleiberges durch eine zweckmässige Belehrung unterrichtet — dass dann, sage ich, Erkrankungsfälle immer seltener vorkommen werden, zumal, wenn den früher ergangenen Vorschlägen zufolge durch stellenweise Bepflanzung mit Nadelholz, durch Graben-Anlagen, Einzäunungen, Bedeckungen der Felder mit Rasen oder Erde etc. etc., der leichtern Fortbewegung der Abfälle der Bleibereitung ein möglichst sicherer und dauernder Damm entgegengesetzt wird. In arzneilicher Beziehung hat sich als zweckdienlich zur Prophylaxis das Glaubersalz erwiesen; wenigstens ist dasjenige Vieh von der Haukrankheit verschont geblieben, welchem im Frühjahr beim beginnenden Weidegange alle 2—3 Tage 2—4 Unzen davon gegeben wurden. Eine Erklärung hierfür liegt in der antidotischen Wirkung jenes Salzes, indem es die in den Verdauungssäften entstandenen auflöslichen Bleiverbindungen decomponirt, und sie zum unauflöslichen schwefelsauren Blei umwandelt.

Wenn es mit der Vorbauung der Haukrankheit, wie oben auseinandergesetzt wurde, Schwierigkeiten hat, so steht es doch mit der Heilung derselben viel misslicher. Es sind allerdings Fälle vorgekommen, wo sich das Vieh von einem hohen Grade der Krankheit bei Anwendung wenig bedeutender Hausmittel erholte; auch hat der Ausgang des einen, an der hiesigen Thierarzneischule angestellten Versuchs aufs Bestimmteste dargethan, dass, ohne Anwendung irgend eines Gegenmittels, jene Krankheit durch Selbsthülfe der Natur beseitigt werden könne; indess unterliegen bei weitem die meisten der im hohen Grade ergriffenen Thiere, selbst bei sorgfältiger Anwendung entsprechender Heilmittel. — Hülfreich hat sich die ärztliche Behandlung zwar oft erwiesen, wenn die Krankheit erst im Entstehen war; welche günstige Zeit jedoch nur dann wahrgenommen wurde, wenn man durch den offenbaren Ausbruch der Krankheit bei dem einen oder andern Stücke eines Viehstandes, auf die Entwickelung derselben bei den andern geführt wurde. Auf Anrathen eines Arztes ist die Schwefelleber gegen die Haukrankheit von einigen Viehbesitzern angewandt worden; die Anwendung dieses Mittels hat aber wegen ihres geringen Erfolges keine Ausbreitung gewonnen. In zwei ausgebildeten Fällen habe ich sie selbst ohne Nutzen gereicht, es scheint daher nur im Beginn der Krankheit etwas von ihr zu erwarten zu sein Unter allen Heilversuchen habe ich, und zwar nur in den geringen Graden der Haukrankheit, den meisten Nutzen von einem, der Constitution der Thiere entsprechenden Aderlass, von häufiger Application eröffnender Klystiere, anfangs von einer starken Gabe (bis zu 1 C. Pfd.)

Glaubersalzes und darauf folgenden kleinen (2 Unz.) dieses Salzes alle 2—3 Stunden in Leinsaamen-Schleim aufgelöst, — gesehen. Dabei wurde, wie es sich versteht, das im Verdachte der Verunreinigung mit Blei stehende Futter nicht allein als eine Conditio sine qua non, entzogen, soudern bei etwa noch vorhandener Neigung zum Fressen und Saufen nur saturirte Kleien- oder Schroottränke gereicht.

Bis hierher habe ich der Abhandlung eine rein historische, der rationellen Empirie entsprechende Fassung zu geben mich bestrebt, eine Fassung, wie sie einem pathologischen Gegenstande, der auf dauernde Gültigkeit Anspruch machen will, meines Erachtens gegeben werden muss. Der Geist des Menschen aber und die Wissenschaft stellen die Forderung eines tieferen Eingehens. Und so ist nicht zu zweifeln, dass aufmerksame Leser der vorhergehenden Blätter, hier und dort eine Reflexion angeknüpft haben werden. Diesen aber dürfte es nicht unwillkommen sein, wenn sie in den Stand gesetzt werden, die ihrigen mit den meinigen, welche theils pathologischer und therapeutischer, theils pharmacodynamischer Natur sind, zu vergleichen, um demnach die einen oder die andern rectificiren zu können. Vor Allem will ich bemerken, dass der am Bleiberge übliche, allerdings etwas barbarisch klingende Name „Haukrankheit“ für die abgehandelte Bleivergiftung des Rindviehes von einem hervorstechenden Symptome derselben, nämlich von der mit Salivation verbundenen, beissenden und kauenden Bewegung der Kiefer, entnommen ist. Diese Bemerkung habe ich bereits bei einer meinen damaligen Beobachtungen zufolge gegebenen Beschreibung der in Rede stehenden Krankheit in meinem kreisthierärztlichen Veterinär-Bericht pro 1836 gemacht, welche in den General-Veterinär-Bericht des Rheinpreussischen Medicinal-Kollegiums ej. an. übergegangen ist. Hieraus hat Hering die Schilderung der Krankheit mit der gedachten Bemerkung in seine specielle Pathologie und

Therapie (Stuttg. 1841) übertragen, und der letzteren ein —!— angehängt. In der Rheinprovinz nennt man „H a u e n“ ein plötzliches und ungestümes Beissen der Thiere, z. B. der Hund haut (anstatt beisst) um sich. Da nun das Symptom, wovon der Name „Haukrankheit“ vom Volke entnommen wurde, allerdings zuweilen Aehnlichkeit mit einem wüthenden Beissen hat, so dürfte jene Bezeichnung gerechtfertigt erscheinen, zumal wenn ich zur Vertheidigung meiner Landsleute bemerke, dass das Wort „H a u e n“ auch in jener Bedeutung in der Jägersprache üblich ist, namentlich für das B e i s s e n der wilden Schweine; daher denn auch die Fangzähne dieser Thiere Hauzähne, und selbst die Eber von einem gewissen Alter „Hauer“ genannt werden. Dies wird hoffentlich zur Beseitigung eines ironischen —!— genügen; was ich aber dringender wünsche, ist: dass H e r i n g, welcher meine damaligen Beobachtungen über die Haukrankheit in eine seiner schätzbaren Schriften aufzunehmen würdigte, bei einer etwaigen neuen Auflage derselben das bezügliche Kapitel, dem Vorliegenden gemäss, berichtigen und vervollständigen möge. Wegen der Aehnlichkeit der Haukrankheit mit der B l e i k o l i k (Colica saturnina) des Menschen könnte man auch für jene diesen Namen wählen. Man unterscheidet aber bei dem Menschen verschiedene Formen der Bleiaffectionen; so T a n q u e r e l d e P l a n c h e s in seinem angef. Werke 1) Intoxication saturnine primitive, 2) Colique de plomb, 3) Arthralgie saturnine, 4) Paralysie saturnine, und 5) Encephalopathie saturnine, welcher letztern er die Unterabtheilungen: delirante, comateuse und convulsive giebt. Es dürfte daher, und weil die Haukrankheit in der Regel alle diese Formen durchläuft, am räthlichsten sein, sie schlechtweg „e n z o o t i s c h e B l e i v e r g i f t u n g“ zu nennen, sed quid velit usus, sit lex et norma loquendi!

Bei weitem erheblicher, als die vorhergehende Betrachtung, muss uns der Umstand erscheinen, dass am Bleiberge im Kreise Schleiden keine Bleivergiftungen unter den Pferden, Schaafen und Ziegen bemerkt werden, während von andern

Autoren, wie aus der geschichtlichen Einleitung zu ersehen ist, solche Fälle aufgeführt worden sind. In Betreff der Pferde könnte dieser Umstand dadurch erklärt werden, dass man sie am gedachten Bleiberge allerdings sorgfältigst vor dem Genusse eines möglicherweise mit Blei verunreinigten Futters und Wassers bewahrt; den Schaafen und Ziegen lässt man indess diese Sorgfalt nicht angedeihen. Sie beweiden selbst diejenigen übelberüchtigten Stellen, wovon man das Rindvieh fern hält. Die eigentliche Ursache aber, warum Pferde am Bleiberge nicht an Bleikolik leiden, dürfte sich aus folgenden Angaben näher ergeben. Hertwig (Pract. Arzneimittellehre, 2te Aufl., Berlin 1840, p. 443) gab einem rotzkranken Pferde 1 Pfd. Bleizucker in Wasser gelöst auf einmal; es zeigte hierauf, unter andern, Kolikzufälle; nach 12 Stunden indess war es wieder ganz munter, und starb 7 Tage nachher am Rotz. Ich gab einem 12 Jahr alten, wohlgenährten, rotzkranken Pferde, während 4 Wochen täglich 3 Unzen Lettenerz in getheilten Gaben, während das Thier täglich eine Metze Kleien und 10 Pfd. Heu frass; aber keine anderen Symptome wurden bemerkt, als dass der Mist einige Tage nach Eröffnung des Versuchs trockner und kleiner geballt wurde; auch später ward nichts Krankhaftes an dem Thiere bemerkt, welches dem Blei hätte zugeschrieben werden können. Kreis-Thierarzt Dominick (Veterinär-Bericht für das 3. Quartal 1840) gab einem 10 Jahr alten Pferde am 28. Septbr. gen. Jahres 2 Loth Bleioxyd mit ½ Pfd. kalten Leinöls, worauf bis zum 29. ej. keine Wirkung erfolgte. An diesem Tage erhielt das Pferd 2 Loth Bleioxyd mit Wasser, worauf eine Stunde später ein bedeutendes Dehnen der Gliedmaassen, krampfhaftes Verdrehen der Augen, Krümmen in den Lenden und öfteres Uriniren eintrat; 6 Stunden später waren indess diese Symptome verschwunden, während sich nach 16 Stunden eine bedeutende Diarrhöe einstellte, welche 24 Stunden anhielt, worauf dann am 2. Octbr. alle Vergiftungszufälle verschwunden waren. Am 3. Octbr. erhielt dasselbe Thier 4 Loth Bleioxyd mit lauwarmem Wasser. Nach einer halben Stunde stellten sich die früher genannten Symptome wieder ein, welche im Verlaufe von 4 Stunden in der Krampfkolik ähnliche Zufälle übergingen; nach 8 Stunden zeigten sich Symptome der Darmentzündung, die 12 Stunden anhielten, und nach 48 Stunden waren alle Erscheinungen vorüber. Am 6 Octbr. erhielt das Thier nun endlich 12 Loth Bleioxyd mit warmem Wasser; hierauf trat nach einer halben Stunde Krampfkolik, nach 2 Stunden krampfhaftes Verdrehen des Halses und Kopfes, krampfhaftes Zusammenziehen der Flanken und stossendes, nach Luft schnappendes Athmen ein, und sofort der Tod unter Erstickungszufällen, indem Kopf, Hals und Gliedmaassen ausgestreckt wurden. Die 2 Stunden nach dem Tode unternommene Section lieferte folgendes Ergebniss: Mastdarm vorgedrängt und etwas geröthet; Zellgewebe zwischen Haut und Muskeln trocken; nirgends eine Spur von Irritabilität und Elasticität (?); Magen und Darmkanal luftleer, spasmodisch verengert; die Contenta derselben sehr trocken; ihre Schleimhaut ebenfalls trocken, wie gegerbt und nicht leicht von der Muskelhaut zu trennen; Leber und Milz sehr aufgetrieben; Nerven welk; Harnblase leer; Gefässe des Pfortadersystems vom Blute sehr ausgedehnt; Lungenflügel wie zusammengeschrumpft, rechter bleifarbig, linker geröthet (das Pferd krepirte auf dieser Seite); rechte Herzkammer nebst Vorkammer blutleer, die linkerseits mit coagulirtem Blute angefüllt, so wie auch die grösseren Arterienstämme, jedoch nicht in dem Maasse, wie jene: die kleineren Arterien, namentlich an den Extremitäten, blutleer; Zunge, Gaumen, Schlund und dessen Kopf blass, letzterer verengert; Luftröhre und deren Kopf etwas geröthet, doch bläulich schimmernd; Gefässe des Gehirns stark mit schwarzem Blute angefüllt, in seinen Ventrikeln mehr Serum als im normalen Zustande; Gefässe des Rückenmarks, wie die des Gehirns, und endlich viel Serum in der Rückenmarksscheide. — A u s v o r s t e h e n d e n T h a t s a c h e n g e h t n u n m i t z i e m l i c h e r E v i d e n z h e r v o r, d a s s d a s P f e r d n u r e i n e g e r i n g e E m p f ä n g l i c h k e i t f ü r B l e i -

vergiftungen hat, wenigstens eine bei weitem geringere, als das Rindvieh, wie es sich aus dieser Abhandlung ergiebt. In welchem Organisations- und Functions-Verhältnisse diess seinen Grund hat, weiss ich zur Zeit nicht, wenn nicht in einem grösseren Säuregehalt der gastrischen Säfte des Rindviehes im Vergleich zum Pferde, was allerdings nachweisbar ist. In Betreff der Schafe und Ziegen müssten ebenfalls noch directe Versuche den fraglichen Punkt entscheiden, weil die angezogenen Beobachtungen nicht ausreichen können.

Sowohl in gesundheitspolizeicher Rücksicht — in wiefern das Fleisch der an einer Bleivergiftung leidenden und getödteten Thiere für den Genuss zu gestatten sei, oder nicht — als auch zur Aufklärung der Intoxication selbst, ist unstreitig die Frage von Wichtigkeit: ob das Blei überhaupt in die organische Masse, und insbesondere in welche Theile übergeht? — Bei den früher angedeuteten, an der hiesigen Thierarzneischule gemachten Versuchen beim Rindvieh mit Bleierzen war man bemüht, diese Frage zu beantworten, und zwar zunächst des Zweckes willen, möglichen Falls auf chemischem Wege die Annahme der Bleivergiftung näher zu begründen. Es wurden sonach von der vergifteten Kuh: Fleisch, Theile des Labmagens und des Dünndarms, Milch, Blut und Urin; ferner von dem vergifteten Bullen Fleisch, Lungensubstanz, Galle und Urin, einer sorgfältigen chemischen Untersuchung auf Blei, und zwar nach zwei Methoden, auf nassem und auf trocknem Wege unterworfen. Die erstere bestand wesentlich in Folgendem: Die thierischen Substanzen wurden in einem Porzellanschälchen über Spiritusfeuer mit Salpetersäure eine Zeit lang gekocht, wodurch eine gänzliche Zerstörung der organischen Theile erfolgte; die Flüssigkeit wurde sodann abfiltrirt, und der Rückstand mit Wasser ausgesüsst. Zu sämmtlichen abfiltrirten und abgedampften sauren Flüssigkeiten wurde nun Schwefelwasserstoffwasser gesetzt, wodurch, wenn Blei vorhanden, ein schwarzer Niederschlag (Schwefelblei) entstehen musste. Die zweite Methode hatte zwei Modificationen. Nach der einen wurden die thierischen Stoffe in einem Porzellanschälchen allmählig über der Spirituslampe verkohlt; die entstandene und zerriebene Kohle sodann mehrere Male mit Salpetersäure und Wasser vorsichtig ausgekocht, und die Flüssigkeit abfiltrirt; den abfiltrirten, im Wasserbade concentrirten und sehr sauer reagirenden Flüssigkeiten etwas kohlensaures Natrum zugesetzt; endlich zu der noch sauren Flüssigkeit eine hinreichende Menge Schwefelwasserstoffwasser gegossen, wodurch ebenfalls, wenn Blei zugegen, ein schwarzer Niederschlag entstehen musste. Nach der andern Modification wurde die Substanz mit Salpetersäure in einem Porzellanschälchen ebenfalls über der Spirituslampe verkohlt, die so erhaltene Kohle zerrieben, und mit salpetersaurem Kali verpufft; der Rückstand mit destillirtem Wasser übergossen, erwärmt, filtrirt, und die filtrirte Flüssigkeit mit soviel verdünnter Salpetersäure versetzt, dass sie sauer reagirte, und hierzu endlich eine hinreichende Menge Schwefelwasserstoffwasser gegossen, wodurch bei gleichen Ursachen dieselbe Erscheinung, wie in den vorhergehenden Fällen entstehen musste. — Zur näheren Ueberzeugung aber, ob die nach vorstehender Art erhaltenen schwarzen Niederschläge wirklich Blei enthielten, wurden dieselben von ihren Flüssigkeiten durch Filtriren gesondert, sodann entweder in Salpetersäure gelöst, und zu dem, mit destillirtem Wasser verdünnten Filtrat Schwefelsäure gesetzt, wodurch nach einigem Stehen ein weisser Niederschlag (schwefelsaures Bleioxyd) entstand; oder endlich der schwarze Niederschlag wurde mit der erforderlichen Quantität kohlensauren Natrums vermengt, auf Kohle vor das Löthrohr gebracht, und auf diese Weise ein Bleikorn erhalten. — Zu bemerken dürfte endlich noch sein, dass, wenn nach der einen Methode kein Blei in den thierischen Stoffen entdeckt wurde, dann zur mehren Gewissheit alle andern Verfahrungsweisen angewandt wurden. — Die nach vorstehenden Methoden ausgeführten Untersuchungen haben ergeben: dass das von der Kuh herrührende Fleisch, so wie die Fragmente des Labmagens und Dünndarms (welche letztere vor der Untersuchung von den anhängenden Futtertheilen durch mehrmaliges Waschen gereinigt wurden) Blei enthielten; dagegen Blut, Milch und Urin nicht; und dass ferner sich in keiner der von dem Bullen herrührenden Substanzen Blei nachweisen liess. — Diese Resultate müssten allerdings in so fern auffallend erscheinen, als in dem einen Falle Blei in dem Fleische nachgewiesen wurde, in dem andern aber nicht. Die Lehrer der hiesigen Thierarzneischule, welche sich damals ausser Stande sahen, eine genügende Aufklärung jener Abweichungen zu geben, glaubten jedoch annehmen zu dürfen, dass eine Erklärung in der Verschiedenheit der angewandten Vergiftungsmittel zu suchen sei; denn die Kuh hatte ein Bleierz erhalten, welches hauptsächlich aus kohlensaurem Bleioxyd besteht, der Bulle aber den aus Schwefelblei bestehenden Bleiglanz. Die Art und Weise aber, wie sich die Bleivergiftungen bei Menschen und Thieren durch relativ langsame Aufeinanderfolge der Symptome manifestiren, was auch immer für ein Bleipräparat die Vergiftung bewirkt haben mag; und dann die bekannte Thatsache, dass eine Bleivergiftung ebensowohl von Wunden, als auch vom Magen und Darmkanal aus zu bewirken ist, sprechen zu deutlich für den Uebergang des Bleies in die Säftemasse, als dass man einer blossen Erklärung der Wirkungen dieses Metalls von den Nerven aus Raum geben dürfte. Manche Forscher sind daher bemüht gewesen, das Blei in Vergiftungsfällen im Blute und in andern thierischen Theilen nachzuweisen. Hierher gehören, unter andern Dr. C. G. Mitscherlich, welcher zu dem Resultate gelangt ist, dass das Blut der mit essigsaurem Bleioxyd vergifteten Kaninchen nach dem Tode entweder nur sehr wenig oder gar kein Blei, dass aber der Urin jedenfalls nichts von diesem Metalle enthalte. (Müller's Archiv etc. Jahrgang 1836. p. 298 ff.) Ausset (chef de service an der Thierarzneischule zu Alfort) will im Blute eines Pferdes, dem essigsaures Bleioxyd in grossen Dosen gegeben worden war, vermittelst der Orfila'schen Methode Blei nachgewiesen haben, und bemerkt hierbei, dass die Menge des Bleies im Blute immer dieselbe zu sein scheine, es mochten kleinere oder grössere Gaben des Bleizuckers angewandt worden sein, so wie es sich auch bei der Untersuchung des Blutes eines Pferdes auf Antimon, dem Brechweinstein gegeben worden war, herausgestellt habe. (Recueil de médecine vétérinaire pratique. Septbr. 1840. p. 562.) Dagegen behaupten Mérat und Barruel (Traité de la Colique metallique), in dem Urin eines an Bleikolik leidenden Menschen kein Blei gefunden zu haben, dem Tanquerel de Planches nach 12 von ihm selbst angestellten Untersuchungen beistimmt. Andererseits geben Tiedemann und Gmelin wiederum an, in dem Blute der Gekrös- und Milzvenen von mit Bleizucker vergifteten Hunden Blei nachgewiesen zu haben, während Chevalier dieses Metall in dem Blute der unteren Hohlvene, der Pfortader und der rechten Herzhälfte eines an Bleikolik verstorbenen Menschen vergeblich suchte. Endlich will Alphonse Devergie in den Häuten des Magens und Darmkanals, in der Galle enthaltenden Gallenblase, ferner in der Harnblase, in der Lungen-, Nieren-, Gehirn- und Muskelsubstanz, und selbst im Blute eines an den Folgen der Bleikolik verschiedenen Menschen Blei entdeckt haben. Angeblich hat er zwar auch dieses Metall und Kupfer im Darmkanal von Menschen nachgewiesen, welche keiner Bleivergiftung ausgesetzt gewesen waren; in jenen Theilen aber soll das Blei überwiegend gewesen sein. Dasselbe Resultat soll sich auch in Bezug auf Gehirnsubstanz zweier an Encephalopathie saturnine verstorbener Menschen bei den gemeinschaftlichen, jedoch nach verschiedenen Methoden ausgeführten Untersuchungen von Devergie und Guibourt ergeben haben; während doch Vauquelin, der sich durch treffliche Untersuchungen der Gehirnsubstanz (welche von Individuen herrührte, welche nicht mit Blei vergiftet waren) bekannt gemacht hat, jenes Metall nicht als ein constitutives Element der

Gehirnmasse betrachte. (Vergl. Tanquerel de Planches Traité des maladies des plomb. Paris 1839. T. I. p. 319 ff. u. T. II. p. 362.) Jene widersprechenden Angaben konnten mich nicht ohne Anregung zur nähern eigenen Prüfung des Gegenstandes lassen. Den früher angegebenen Gründen zufolge muss man den Uebergang des Bleies in die Säftemasse statuiren; aber sollte vielleicht das jedesmalige Gehaltsquantum im Blute überhaupt so geringfügig sein, dass das Blei nicht immer durch Reagentien nachzuweisen ist, oder gehen die Bleimittel mit den thierischen Säften Verbindungen ein, in denen es bei Anwendung der gewöhnlichen Prüfungsmittel versteckt bleibt, oder endlich wird das Blei bald nach seinem Uebergange durch die Festgebilde gebunden? Diese und ähnliche Fragen, wozu man durch das Integritäts-Bestreben des Organismus überhaupt und durch die rege Assimilation des Blutes, welche kaum eine heterogene Wesenheit in sich selbst dulden möchte, bestimmt werden könnte, haben mich zu folgenden Versuchen aufgefordert. Einem Pferde injicirte ich in eine Drosselvene eine Auflösung von 2 Quentchen Bleizucker in einer Unze lauwarmen Wassers aufgelöst, und nahm demselben, sobald die Vergiftungssymptome sich auf einen gewissen Grad entwickelt hatten, eine gewisse Menge Bluts aus der andern Drosselvene. Durch die genaueste, in Beistand des Hr. Prof. H. Erdmann ausgeführte Untersuchung war kein Blei darin aufzufinden. Derselbe Versuch wurde sodann mit einer doppelten Menge Bleizuckers bei einem andern Pferde wiederholt, und lieferte ein gleiches Resultat. Wo blieb denn das Bleisalz, oder was ist mit demselben im Organismus vorgegangen? — Das Aussehen der Lunge des secirten letzten Versuchsthieres liess sogleich vermuthen, dass alles Bleisalz in derselben stecke, was auch die chemische Untersuchung aufs evidenteste nachwies; während in der geringen Menge anscheinend desorganisirten, in den Lungenvenen und in den rechten Herzkammern aufgefundenen Blutes auch nicht eine Spur von Blei zu entdecken war. Ich sagte, dass das Blut in den letztgenannten Theilen anscheinend desorganisirt gewesen wäre; die nähere mikroskopische Untersuchung aber hat dies wirklich ergeben. Schon Hünefeld hat (Chemismus der thierischen Organisation, Leipzig. 1840) bemerkt, dass essigsaures Blei das, aus der Ader gelassene Schweineblut ein wenig in's Bräunliche verändere, und die Blutkörperchen bis auf häufige Kernparthieen und Häutchen, welche das Gerinnsel enthalte, auflöse. Von der Wahrheit dieser Behauptung habe ich mich nicht allein auf dieselbe Weise unter Anwendung des Pferdeblutes überzeugt; sondern es verhielt sich auch so bei dem im obigen Falle in der Lunge, in den Lungenvenen und in den rechten Herzkammern enthaltenen Blute. Es kann uns nicht entgehen, dass der Zustand der Lunge und der rechten Herzhälfte desjenigen Pferdes, wobei der zuletzt erwähnte Versuch angestellt wurde, Aehnlichkeit mit dem Befunde dieser Organe von dem Dominick-schen Versuchsthiere hat. Es ist daher wahrscheinlich, dass auch hierbei ein gleiches Verhältniss zum Grunde lag. Nach allem Angeführten aber dürfte endlich die Annahme nicht gewagt erscheinen, dass das Blei in wirklichen Vergiftungsfällen auch wirklich in's Blut übergeht; dass dieses aber den Aufenthalt eines so heterogenen Stoffs in ihm nicht verträgt, und vielmehr denselben alsbald an die festen organischen Theile absetzt.

Eine andere Frage, welche sich hier natürlich anreiht, ist die: Wird das Blei bei Heilungsfällen der Bleivergiftung aus dem Organismus wieder entfernt, und auf welchem Wege geschieht dies? — Manche Leser werden den ersten Theil dieser Frage für unpassend halten, indem sie wähnen, dass der Heilung der Bleivergiftung die Ausscheidung des Bleies aus dem Organismus nothwendig vorangehen müsse. Indem einstweilen hiervon abstrahirt wird, dürfte die Bemerkung Raum finden, dass Mitscherlich (l. c.) nach seinen Versuchen mit Bleizucker bei Hunden und Kaninchen, die Vermuthung aussprach, dass mit dem Urin die Ausscheidung des Bleies aus dem Blute erfolge, und dass er dieser Vermuthung um so mehr

Gewicht beizulegen geneigt war, als nach gewissen Gaben jenes Mittels eine reichliche Urinsecretion eintrat, und die Thiere sich nach einer solchen erholten. Den hierbei gleichzeitig stattfindenden Durst sah Mitscherlich als ein Bedürfniss an, jene Ausscheidungen herbeizuführen. Für erwiesen aber konnte er diese Annahme um so weniger halten, da im Urin, sowohl von ihm, als auch von andern, wie schon früher bemerkt, kein Blei aufgefunden wurde. Gesetzt, es habe mit dieser Annahme in Bezug auf Hunde und Kaninchen seine Richtigkeit, so ist sie doch keineswegs hinsichts des Rindviehs von Gültigkeit, da bei diesem in hohen Graden der Bleivergiftung die Urinsecretion cessirt, und da auch nicht bemerkt wurde, dass bei Abnahme der Krankheit jenes Excret irgend eine kritische Eigenschaft erlangte, abgesehen davon, dass im Harn der an der hiesigen Thierarzneischule vergifteten Rinder, wie bereits früher angemerkt, kein Blei gefunden worden ist. Die gewöhnlich auftretende Salivation bei an einem hohen Grade der Bleivergiftung leidenden Rindvieh ist eine so auffallende Erscheinung, dass man — namentlich in den Heilungsfällen, wo sie, wie unter andern in dem einen an der hiesigen Thierarzneischule angestellten Versuche, profus wird — ihr eine excrementielle Bedeutung für das Gift beizumessen gedrungen wird, zumal da bei andern metallischen Vergiftungen der Thiere ähnliche Erscheinungen beobachtet werden, und da wenigstens die theilweise Ausscheidung des Quecksilbers bei der Mercurial-Salivation des Menschen nachgewiesen zu sein scheint. Eine chemische Untersuchung des profusen Speichels des an Bleivergiftung leidenden Rindviehes kann aber nur dies Verhältniss aufklären. Dass ich eine solche bei gebotener Gelegenheit nicht angestellt habe, rechne ich mir zur Unterlassungssünde an, zu deren Sühne mir die erste Gelegenheit willkommen sein wird. Die Excretion des Bleies durch die Lungen- und Hautexhalation ist gar nicht zu vermuthen, es sei denn, dass dies in in Bezug auf die Haut, vermittelst eines metastatisch-kritischen Ausschlags geschehe. Nun habe ich aber niemals einen solchen bei dem, von der Haukrankheit wiedergenesenen Rindvieh gesehen, und dürften auch die Fälle, wo durch Bleizukker vergiftete Rinder später einen pustulösen, heftig juckenden Hautausschlag bekamen, welche Prinz in seiner früher angeführten Mittheilung beschreibt, schwerlich hieher zu rechnen sein, da diese Thiere nichts destoweniger zu Grunde gingen. Wir wissen also über die Ausscheidung des Bleies aus den Grenzen des Organismus nichts Zuverlässiges, und muss dieser Punkt sonach der ferneren Forschung anheim gegeben werden. Indem nun der andere Theil, der zuletzt aufgeworfenen Frage, nämlich, ob das Blei überhaupt aus dem Organismus geschieden werde? wieder aufzugeben ist, kann man dieselbe wenigstens mit einigem Grunde so lange verneinen, bis sie auf empirischem Wege bejaht worden ist; was aber diese Negation näher rechtfertigen dürfte, ist die bekannte Eigenschaft des Bleies mit der organischen Substanz innige Verbindung einzugehen, wodurch die meisten Secretions-Organe, wenigstens beim Rindvieh eine, ihrer Function ungünstige Stimmung erlangen, und dass wenigstens beim Menschen anscheinend geheilte Bleivergiftungen oft Desorganisationen mancher Art, langes Siechthum und den endlichen Tod im Gefolge haben. In solchen Fällen scheint dann eine Localisirung zu Stande gekommen zu sein. — Untersuchungen über den Uebergang der Arzneimittel in's Blut und die Ermittelung ihrer Ausscheidungswege haben ein besonderes physiologisches und pharmacodynamisches Intereresse. Schon vor zwölf Jahren war ich bemüht, den Goldschwefel zu erforschen. Einem munteren, mit der verdächtigen Druse behafteten Pferde gab ich morgens um 8 Uhr, dann um 9 und um 10 Uhr, nachdem es früher sein gewöhnliches Haferfutter erhalten hatte, jedesmal eine, aus einer halben Unze Goldschwefel und eben soviel Eibischwurzelpulver bereitete Pille. Hiernach erhielt das Pferd sein gewöhnliches Rauhfutter und Getränk, während ihm zu verschiedenen Zeiten jedesmal ungefähr 6 Unzen Blut in besondere Gefässe und nach der Reihenfolge mit Nr. I. II. III. und IV. bezeichnet, abgezapft wurden. Die erste Venäsection ward vor dem Eingeben der ersten Pille vorgenommen; die zweite um 11 Uhr, mithin 3 Stunden nach der ersten und eine Stunde nach der letzten Gabe; die dritte um 12 Uhr, mithin 4 Stunden nach der ersten und 2 Stunden nach der letzten Gabe; und endlich die vierte um 4 Uhr, mithin 8 Stunnden nach der ersten und 6 Stunden nach der letzten Arzneigabe. Der Geruch des Blutgases bot bei diesen vier Quantitäten Blut keine bemerkbare Verschiedenheit dar; die übrigen physischen Eigenschaften des Blutes waren, nachdem dasselbe 20 Stunden lang ruhig gestanden hatte, folgende: Bei dem mit Nr. I. bezeichneten Blute, verhielt sich die Menge des Serums zu der der Placenta wie 1 : 2, wenn die Fibrine ungefähr ein Drittheil ausmachte. Der Cruor schien die gewöhnliche Röthe zu besitzen, und das Serum war deutlich von den übrigen Bestandtheilen geschieden. Bei dem mit No. IV. bezeichneten Blute, verhielt sich die Quantität des Serums zu der der Placenta wie 1 :3, und in letzterer war die Fibrine fast gar nicht als getrennt zu bemerken; der Cruor war röther als bei No. I., und das Serum hatte längere Zeit gebraucht, um sich vollständig von den übrigen Bestandtheilen zu sondern. In dem mit No. III. signirten Blute verhielt sich die Menge des Serums zur Placenta wie 1 : 1½ und in letzterer betrug der Faserstoff ungefähr ein Drittel; der Cruor hatte die Röthe wie bei No. I., und das Serum war von den übrigen Bestandtheilen deutlich geschieden. Bei dem mit No. IV. bezeichneten Blute verhielt sich die Menge des Serums zu der der Placenta wie 1 : 1, und in letzterer betrug der Faserstoff ungefähr die Hälfte. Dieser sah an seiner Oberfläche eiterartig schillernd aus; der Cruor hatte die Röthe wie bei No. I. u. III., und das Serum war genau von den übrigen Bestandtheilen geschieden. — Die sorgfältige chemische Untersuchung hat in den mit No. II., III. und IV. bezeichneten Blutproben die Gegenwart des Goldschwefels aufs deutlichste nachgewiesen; eine grössere Menge desselben aber in No. II. als in No. III. und IV.; ich sage, dass die Gegenwart des Goldschwefels nachgewiesen worden, nicht aber Stibium für sich allein und ohne Schwefel. Die Blutprobe No. I., in welcher natürlicherweise kein Goldschwefel enthalten sein konnte, wurde eben so chemisch behandelt, wie die übrigen, um durch den Vergleich der Reactionen jedem Zweifel einer etwaigen Täuschung zu begegnen. Die physischen Abweichungen der gedachten Blutproben sind bemerkenswerth. Das Blut No. I., welches vor der Anwendung des Goldschwefels abgelassen worden, verhielt sich, hinsichtlich der Farbe und der relativen Verhältnisse seiner nähern Bestandtheile wie ein normales, dagegen das Blut No. II., worin die grössere Menge des Arzneimittels gefunden wurde, wie ein solches der entzündlichen Zustände. Das Blut No. III. war dem Blute No. I. ziemlich gleich; wogegen das Blut No. IV., in welchem der seröse Bestandtheil überwiegend war, und der Faserstoff eine schillernde Oberfläche hatte, einem solchen gleich, wie wir es in ziemlich hohen Graden von Schwächezuständen anzutreffen gewohnt sind. Es ist klar, dass die auffallenderen Veränderungen im Blute nur dem Einflusse des Goldschwefels beigemessen werden können; einer Erklärung ihres Vorganges aber wird man sich zur Zeit enthalten müssen, wenn man nicht eine schwankende Hypothese mehr zu haben beliebt. — Nachdem ich mich nun von dem Uebergange des Goldschwefels in's Blut überzeugt hatte, kam es zunächst darauf an, zu wissen, ob das Ganze der gewöhnlichen Dosen dieses Arzneimittels in die Säftemasse übergehe, und auf welchem Wege dasselbe wieder aus dem Organismus geschieden werde? — Zum Zwecke der Beantwortung des ersten Theils dieser Frage wurde demselben Pferde 3 Tage hindurch, täglich eine Unze Goldschwefel, mit Althaewurzelpulver und Wasser zur Latwerge gemacht, in getheilten Gaben gereicht, während es sein gewöhnliches Futter erhielt. Eine gewisse Menge des, am 3ten Tage gegen Abend abgesetzten Kothes wurde der chemischen

Untersuchung auf Schwefel unterworfen; aber von dieser Substanz nichts darin vorgefunden. Auf die Erforschung des Stibiums in den Darmexcrementen musste (um deswillen) verzichtet werden, weil es nur in einer kaum wahrnehmbaren Menge darin vorhanden sein konnte, und weil seine Auffindung unter diesen Verhältnissen kaum zu hoffen stand. Der zweite Theil der obigen Frage wurde dadurch zu beantworten gesucht, dass dem Pferde am 4ten Tage nach Eröffnung des vorher bezeichneten Versuchs die Hautschlacke durch Putzen abgenommen wurde, während es in den Tagen des Versuches selbst nicht geputzt worden war; und dass zu einer andern Zeit der Harn dieses Pferdes am Nachmittage aufgefangen wurde, nachdem es Morgens 1½ Unzen Goldschwefel als Latwerge in zweckmässiger Weise und in vertheilten Gaben erhalten hatte. Die chemische Untersuchung der Hautschlacke hat allerdings die Gegenwart des Schwefels in derselben durch die Entwikkelung von Schwefelwasserstoffgas während der Procedur dargethan, indem sich dasselbe durch seinen bekannten eigenthümlichen Geruch und auf andere Weise zu erkennen gab; Antimon war indess in der Hautschlacke weder für sich, noch in Verbindung mit Schwefel als Goldschwefel aufzufinden. Die Menge des Schwefelwasserstoffgases war übrigens auch so gering, dass ich es dem gewöhnlichen Schwefelgehalte der Harne, welche stets ein Gemengtheil der Hautschlacke ausmachen, zuzuschreiben geneigt bin. Nichts destoweniger ist es bekannt, dass der Schwefel durch die Haut in Gasgestalt ausgeschieden wird (vergl. Hertwig's Arzneimittellehre 2te Aufl. Berlin, 1840; Artik. Schwefel). Hier kam es aber besonders darauf an, zu ermitteln, ob der Goldschwefel als solcher oder der eine seiner Bestandtheile, das Antimon, auf jenem Wege egerirt werde; und das konnte, wie gesagt, nicht nachgewiesen werden. — Der zur Untersuchung bestimmte, aufgesammelte Urin, besass unmittelbar nach seiner Entleerung einen starken urinösen Geruch, hatte eine schleimige Beschaffenheit, und eine trübe, röthlich-gelbe Farbe.

Nachdem er eine Zeitlang ruhig gestanden, bildete sich ein reichliches, röthliches Sediment, welches aber langer Zeit bedurfte, um sich vollständig niederzusenken; die über demselben befindliche klare Flüssigkeit war röthlich gelb. Trotz dieser Eigenschaften von gewissen Anzeichen konnte durch eine sehr sorgfältige chemische Untersuchung weder Goldschwefel, noch einer seiner Bestandtheile im Urin nachgewiesen werden. Wir sehen, dass der Ausscheidungsweg für den Goldschwefel aus dem Blute durch vorstehende Untersuchungen (welche Herr Professor H. Erdmann zur mehreren Sicherheit zu controlliren die Gefälligkeit hatte) nicht ermittelt ist. Für die Wahrscheinlichkeit der Ausscheidung des Schwefelgehaltes jenes Arzneimittels durch die Haut sind bereits Gründe aufgeführt worden. Dass aber auch mindestens sein Schwefelgehalt mittelst der Lungenexhalation ausgeschieden sein möchte, ist aus dem Grunde anzunehmen, weil derselbe in andern Versuchen mit reinem Schwefel in grösserer Menge nach dieser Substanz roch, und weil überhaupt die Lungen vorzugsweise die Function zu haben scheinen, das Blut vom Uebermaasse brennstoffiger Theile (wohin auch der Schwefel gehört) zu befreien. Die Zwischenschiebung vorstehender Untersuchungen dürfte durch den Umstand gerechtfertigt erscheinen, dass sie mit den vorhergehenden über das Blei in Bezug auf ihre Veranlassung übereinstimmen, und ähnliche Resultate gewähren, und dass sie ebenfalls einen Beleg dafür abgeben, wie Vieles, selbst in einem kleinen Abschnitte unserer Aufgabe noch zu thun ist, bevor wir unsere Hände selbstgefällig in den Schooss legen dürfen.

Ueber die Einwirkung des esssigsauren Bleioxyds, sein Verhalten zu den Säften, der Anwendungsstelle und zum Applications-Organe selbst, hat zuerst Dr. Mitscherlich (l. c.) einiges Licht verbreitet, und hiermit einen Fingerzeig gegeben, wie der weitere Uebergang des Bleies in die circulirenden Säfte und die Entfaltung der Wirkung zu Stande kommen möge. Nach diesem sehr sorgfältigen und fleissigen Forscher der Arzneiwirkungen geht das essigsaure Blei sehr rasch, so bald es in Auflösung mit den thierischen Stoffen, namentlich mit Eiweiss, in Berührung kommt, neue Verbindungen ein, welche Blei und eine organische Substanz enthalten. Einige dieser gebildeten Verbindungen sind löslich in Wasser, andere durch Zusätze einer kleinen Menge Essigsäure, Milchsäure oder Chlorwasserstoffsäure, und andere sind im Wasser und in Säuren unlöslich. Auf diesem Verhalten des essigsauren Bleioxyds beruht seine Einwirkung, indem an dem Orte der Berührung die Zersetzungen nach chemischen Gesetzen immer erfolgen, und von hier aus, theils die Symptome der örtlichen Einwirkung, theils die Erscheinungen der allgemeinen Bleiwirkung, welche durch die nun gebildeten Verbindungen hervorgerufen, bedingt werden. Auf die bezeichnete Weise verhält sich jenes Bleisalz in Wunden, Geschwüren, im Magen und Darmkanal u. s. w. Wenn aber die Secrete an den Applicationsstellen zur Zersetzung nicht hinreichen, so erfolgt Anätzung und Verbindung mit dem Gewebe des Organes selbst. Auch Lassaigne hat diesem Gegenstande in der neuern Zeit seine besondere Aufmerksamkeit geschenkt. Er hat vorzugsweise durch eine Reihe von Versuchen, welche in einer ausführlichen, der Akademie der Wissenschaften vorgelegten Abhandlung beschrieben sind, gezeigt, dass alle metallische Salze mit dem Eiweiss, welches in allen organischen Flüssigkeiten in grosser Menge enthalten ist, Verbindungen eingehen, ohne selbst Zersetzungen zu erleiden. Diese Verbindungen, deren Elemente in einem ähnlichen Verhältnisse zusammengesetzt zu sein scheinen, wie die unorganischen Körper, sollen characteristische Eigenschaften besitzen, aus denen eine Erklärung für ihre Aufsaugung und ihre Anwesenheit in denjenigen thierischen Flüssigkeiten, womit sie während des Lebens in Berührung gekommen sind, abgeleitet werden könne. So seien, unter andern, die neu entstandenen Verbindungen, je nach der Beziehung des Eiweissstoffes zu den verschiedenen Salzen auf- oder unauflöslich im Wasser; die Unauflöslichkeit solcher Verbindungen aber erkläre die austrocknende Eigenschaft, welche verschiedene Präparate, z. B. Blei und Zink salze besitzen; so wie bei der adstringirenden Wirkung und der Aetzung durch chemische Mittel ebenfalls neue Verbin-dungen zu Stande kommen, welche in der letztern sich sodann als Schorf absondern (Vergleiche Rec. de médecine vétérinaire. Sept. 1840.). Den vorstehenden Ansichten zufolge dürften also nur mit den im Wasser auflöslichen Bleipräparaten der bezeichnete Vorgang bei deren Einwirkung auf den thierischen Organismus zu Stande kommen, und zwar nur an solchen Applicationsstellen, wo der unmittelbare Contact des Bleimittels mit den thierischen Säften gegeben ist. Nach den Versuchen Tanquerel's de Planches (libr. cit. 9. I. p. 58. ff.) bei Hunden und Kaninchen ist anzunehmen, dass Bleimittel auf die mit der Epidermis versehene Haut angewandt, dieselbe nicht durchdringen; wenigstens konnte auf diese Weise keine Vergiftung zu Stande gebracht werden; auch sind keine sichere Nachrichten über Nachtheile einer derartigen Anwendung beim Menschen bekannt. Es ist aber notorisch, dass Bleimittel die, von der Oberhaut entblösste allgemeine Decke durchdringen. Dieterichs will sogar Bleikoliken bei Pferden haben entstehen sehen, deren durch Feuer stark beschädigte Haut mit Bleisalbe und Bleiwasser behandelt wurde: was in sofern merkwürdig wäre, als diese Thiere, den vorhandenen Thatsachen zufolge, wenig empfindlich für die innere Anwendung der Bleimittel sind. Vergiftungen von den Lungen aus, durch, mit Bleitheilen geschwängerte Luft sind bekannt und erklärlich. Die bei den Versuchen an der hiesigen Thierarzneischule benutzten Bleistoffe, oder diejenigen, welche die Haukrankheit am mehrgedachten Bleiberge bedingen, sind an und für sich unauflöslich im Wasser, mithin auch als solche höchst wahrscheinlich unwirksam. Es muss daher nothwendig mit ihnen eine chemische Zersetzung in den gastrischen Säften vorgehen, welche nur durch Gehalt an Chlorwasserstoff-säure und Milchsäure bedingt werden kann. Sind solche neue

Verbindungen einmal zu Stande gekommen, so mögen sie sich sofort eben so verhalten, wie es beim essigsauren Bleioxyd durch Mitscherlich angedeutet worden ist. Aus diesem Verhalten werden die mitunter gefundenen Verdickungen der Magenhäute, namentlich des Labmagens, die gerötheten Stellen an diesem Organe, namentlich in der Nähe des Pylorus und endlich die Contracturen des Darmkanals, so wie die Symptome, welche hieraus unmittelbar und vermittelst des sympathischen Verhältnisses zu Stande kommen, ohne Schwierigkeit erklärt werden können. Zu diesen Symptomen dürften die der gestörten Digestion der verminderten Se- und Excretion des Darmkanals, die Kolikzufälle, und zum Theil auch die Abnahme der Ernährungsthätigkeit und der organischen Wärme gehören. Das Auftreten der übrigen Erscheinungen aber, namentlich der spastischen paralytischen (mit Einschluss der amaurotischen) und deren cephalopathischen scheinen erst durch den Uebergang des Bleies in die Circulation bedingt zu werden. Durch das angeführte Verhalten des essigsauren Bleies zu den thierischen Säften wird es wahrscheinlich, dass nur sehr wenig von diesem Metall in's Blut übergeht, und zwar nur der Theil, welcher sich im Eiweiss in Auflösung erhält, oder auch der, welcher eine, im Wasser unauflösliche Verbindung mit Eiweiss eingegangen ist, aber durch die vorhandene Milch- oder Salzsäure löslich gemacht werden kann. Wie wenig aber eines Bleipräparats erforderlich ist, um im Blute eine vollständige Intoxication hervorzubringen, geht unter andern aus Gaspard's und Hertwig's Versuchen hervor, in denen Hunde durch 1 bis 5 Gran Bleizucker, durch Injection in die Venen starben (Hertwig a. a. O. p. 845). Wie jene Erscheinungen durch den Uebergang des Bleies in's Blut näher bedingt worden, wird schwerlich jemals mit Sicherheit zu ermitteln sein; wahrscheinlich indess kommen sie durch Verbindung des Bleies mit der Substanz der Organe zu Stande, in welcher sie ihre Entstehung haben. Im Blute selbst ist dem Blei, den früheren Thatsachen zufolge, kein langer Aufenthalt vergönnt. Gluck (Tanquerel. de Planches libero citato Tom II. p. 264) scheint sich eben falls zu dieser Annahme hinzuneigen, indem er von der microscopischen Untersuchung des Gehirns, eines, an Encephalopathia saturnina verstorbenen Menschen angiebt, dass die sogenannten Ehrenberg'schen Röhrchen sich im Zustande der Zusammengezogenheit gefunden hätten. Ein jeder, welcher die Schwierigkeit derartiger Untersuchungen kennt, wird aber mit Recht diese Angabe noch anderweitig bestätigt sehen wollen.

Es ist begreiflich, dass noch mancherlei Reflexionen angeknüpft werden könnten; das „ne nimis" haben wir uns aber hier um so eher vorzuhalten, als zu befürchten steht, dass beim weitern Hinausgehen der theoretisirenden Beobachtungen denselben nicht immer unbestreitbare Thatsachen, sondern des Beweises selbst bedürftige Hypothesen zum Grunde gelegt werden müssten. Die Tendenz war vorherrschend, der Abhandlung eine möglichst praktische Richtung zu geben, und so mögen denn, diesen entsprechend, noch einige Bemerkungen folgen, damit das Ende dem Anfange entsprechend schliesst.

Eine Verwechslung der Bleivergiftungen der Thiere und insbesondere der Haukrankheit des Rindviehes mit andern Krankheitszuständen ist allerdings möglich, und dürfte es daher hier am Orte sein, Einiges über dieses Verhältniss zu sagen. Ueberraschend ist die Aehnlichkeit der Haukrankheit mit der Tollwuth des Rindviehes, namentlich in dem unruhigen und tobenden Benehmen der Thiere, in dem Geifern und Schäumen des Maules und den krampfhaften und lähmungsartigen Zufällen, aber die kauenden Kieferbewegungen der haukranken Thiere, ihre Stellung mit aufwärts gekrümmten Rücken und eingebogenem Schwanze dürften hinreichende Unterscheidungsmerkmale von der Tollwuth abgeben, indem die mit dieser Krankheit behafteten Rinder häufig mit aufgehobenem Schwanze auf dem Kothabsatz drängen. Uebrigens bemerkt man auch bald, dass in dem tobenden Benehmen der haukranken Rinder sich ein mehr bewusstloses Handeln ausspricht, während es sich bei der Tollwuth mehr als ein angreifendes und bewusstes zu erkennen giebt. Wenn das Gesagte auch zur Unterscheidung beider Krankheiten hinreichen dürfte, so lassen sich doch auch noch andere Momente, wie die Anfangs verzögerte Respiration und Pulsation haukranker Thiere, auffinden, abgesehen davon, dass überdies in den meisten Fällen die Bekanntschaft mit der Veranlassung zur Krankheit den Leitfaden zur Diagnose geben dürfte.

Eine Verwechselung der Haukrankheit mit andern Vergiftungen der Thiere, sie seien pflanzliche oder metallische, kann bei gehöriger Beachtung der Symptome nicht leicht vorkommen. Doch hat die Toxicologie in Bezug auf das Rindvieh noch zu wenig Fortschritte gemacht, als dass schon ein bestimmtes Urtheil in jener Rücksicht zulässig wäre. Am meisten sind wir mit der Zinkvergiftung bei Schweinen und Rindvieh in der neuern Zeit durch den Kreis Thierarzt Weynen in Aachen (zur Zeit Repetitor an der Berliner Thierarzneischule) bekannt geworden. Die Mittheilung der Untersuchungen des Hrn. Weynen für einen weitern Kreis dürften von Nutzen sein, und stehen sie hier um so eher am rechten Orte, als sie unter Verhältnissen gemacht worden sind, welche mit der Haukrankheit Aehnlichkeit haben, und als jene Zinkvergiftungen von einer andern Seite für Bleivergiftungen gehalten worden. Der Veterinär-Bericht der Kön. Regierung in Aachen für das 3te Quartal 1839, enthält unter andern Folgendes: „Der Kreis-Thierarzt Weynen theilt nachstehenden interessanten Fall von Phthisis abdominalis bei einem Schweine mit: Im Monat August beobachtete ich eine ganz eigenthümliche Krankheit, wovon zwei Schweine auf dem neutralen Gebiete zwischen Preussen und Belgien, in der Burgemeisterei Moresnet, Kreis Eupen, befallen waren. Das eine der beiden Schweine war bereits krepirt, das andere seit 3 Wochen krank; es war traurig, abgemagert und blass; die struppig stehenden Borsten waren glanzlos, und die Augen in die Orbita zurückgezogen;

die Conjunctiva war weiss, wässrig, wie bei faulen Schafen, die Schleimhäute waren alle blass; die Respiration nicht beschleunigt, der Herzschlag aber fühlbar und frequent; der Gang war matt, und hinten schwankend; das Thier lag viel, frass und soff nur mit geringem Appetit; der Mistabsatz war ein dünnes, gelbbräunliches Abführen, und zuweilen bemerkte man ein klagendes Stöhnen. Unter diesen Symptomen dauerte die Krankheit 4 — 6 Wochen fort, bis endlich unter zunehmender Hinfälligkeit der Tod erfolgte. Bei Eröffnung des Cadavers fand sich derselbe blass, zusammengefallen, das Fleisch welk, blutleer, gleichsam wie geschlachtet; in der Bauch- und Brusthöhle sah man eine gelbe, seröse Flüssigkeit, aber nur sehr wenig Blut in den Gefässen; der Darmkanal war zusammengezogen, enthielt in den dünnen Gedärmen nur einen gelbbräunlichen Schleim, im Dickdarme hin und wieder härtere Kothbälle. Die Venen des Gekröses waren stark mit Blut injicirt, jedoch alle Serosität desselben war verschwunden, und nur der Cruor vorhanden. Der Magen, so wie alle serösen Häute waren auffallend weiss; ersterer enthielt ein Gemenge von Kartoffeln, Gras und gelben Rüben; dessen Schleimhaut war aufgelockert. Die Milz war dunkelblau, und beim Durchschneiden ohne Serum. Die Leber war normal gefärbt, aber ebenfalls mürbe und aufgelockert, so dass man jedes Drüsenkorn deutlich unterscheiden konnte. Die Nieren waren blass und welk, ebenso die Lungen und das Herz. Das etwa noch vorhandene Fett war, wie die serösen Häute, ganz weiss. — Aus diesen hier aufgestellten Factis schloss ich auf eine allmälig, aber anhaltend wirkende, Ursache als Krankheitsreiz auf den Magen und Darmkanal, in dessen Folge diese Phthisis abdominalis entstanden. An dieser Krankheit sollen angeblich im vorigen Jahre (1838) 5 Schweine unter den nämlichen Erscheinungen krepirt sein, und dieselbe sich dann hauptsächlich zeigen, wenn die Thiere eine Zeitlang das Gras von der, am Hause gelegenen Wiese gefressen hatten. Zu bemerken ist, dass dieses Haus in der Nähe der Galmey- oder Zinkhütte liegt, wo auch im Jahre 1835, gleich nachdem der erste Zinkofen errichtet war, eine ähnliche Krankheit unter dem Rindvieh beobachtet wurde, die man nach den Erscheinnngen und den dabei obwaltenden Umständen für eine Zinkvergiftung durch das sich verflüchtigende Zinkoxyd, die sogenannte Lana philosophica halten musste."

Die Königl. Regierung in Aachen (Referent: Medizinalrath Dr. Zitterland) fügte damals dem vorstehenden Berichte des Herrn Weynen Folgendes bei: „Es scheint allerdings, dass die Zinkhütte, in deren Umgebung im Jahre 1835 Rinder, und jetzt Schweine erkrankten, durch die, bei der Darstellung des Metalls entweichenden Theile den umher wachsenden Futterkräutern eine schädliche, sogar tödtliche Beschaffenheit mittheile. Wir müssen es aber bezweifeln, dass die Zinkblumen hier als das wirksame Gift betrachtet werden können, da keine sonstige Erfahrungen dafür sprechen, und auch in Schlesien, wo wir specielle Erkundigungen über den Gegenstand eingezogen, keine Thierkrankheiten bei den Zinkhütten beobachtet werden. Wir liessen daher das Erz, welches zu Moresnet gefördert und bearbeitet wird, chemisch untersuchen, und es zeigte sich dabei, dass es etwas bleihaltig sei. Es scheint demnach, dass vielmehr das Blei, welches zugleich mit dem Zink verflüchtigt, und auf die benachbarten Felder abgelagert wird, Ursache der hier beschriebenen Krankheit ist. Im General-Bericht des K. Rheinischen Medicinal-Collegii über das Jahr 1835, Abschn. Veterinär-Med. V. p. 82, ist die damals unter den Kühen bei derselben Zinkhütte vorgekommene Krankheit beschrieben, und als langsame Zinkvergiftung betrachtet worden. Im Allgemeinen enthält der dort gelieferte Obductionsbefund dieselben Resultate, wie die hier über das gefallene Schwein gegebene, doch giebt er noch als besonders hervorstehend eine starke Zusammenschrumpfung der Gedärme und kleine Geschwüre auf der Schleimhaut derselben an, wodurch nicht nur eine Bleivergiftung mehr characterisirt, sondern auch die Vergleichung des Krankheitszustandes mit einem Typhus abdominalis näher gebracht wird. Ueberraschend ist dabei die Betrachtung, dass zur Heilung der Darmgeschwüre im Typhus abdom. das Plumbum acet. als das kräftigste Mittel anerkannt wird, und nach homöopathischen Grundsätzen also auch das Blei in grossen Dosen dergleichen Geschwüre erzeugen muss."

Aus dem Veterinär-Bericht der Königl. Regierung in Aachen p. I. Quart. 1840 entnehmen wir über denselben Gegenstand noch Nachstehendes:

„In den Monaten Januar und März zeigten sich neuerdings einige Fälle von mineralischer Vergiftung bei Kühen in der Gegend des Zinkofens auf dem neutralen Gebiete zwischen Preussen und Belgien. Wir haben schon in früheren Berichten unsere Vermuthung ausgesprochen, dass diese Intoxication durch die, in den Galmeierzen enthaltenen Bleitheile vermittelt werde, indem das Blei durch die Gewinnung des Zinks sublimirt wird, und sich dann ein bedeutender Theil desselben aus der Zinkhütte auf die nächstgelegenen Felder ablagert. Der Kreis-Thierarzt Weynen ist mit dem Umstande der Bleihaltigkeit des Erzes unbekannt, und nennt daher in seiner hierauf folgenden Darstellung der Krankheit dieselbe eine Zinkvergiftung. An dieser Krankheit (sagt W.), wovon meistens und vorwaltend nur das Jungvieh befallen wird, leiden die Thiere 3—6 Monate, ehe sie zu Grunde gehen; sie fressen anfangs langsamer, ruminiren seltener, und werden traurig; der Gang ist matt und schleppend, wobei zuweilen ein Stöhnen wahrnehmbar; sie magern dabei trotz dem besten Futter ab; das Haar wird struppig und die Augen hohl; dann tritt Durchfall ein, welcher bis zum Tode fortdauert. Einige Zeit vor dem Tode wird die Hinfälligkeit des Körpers so gross, dass die Thiere gar nicht mehr aufzustehen vermögen. Die Cadaver sind daher sehr zusammengefallen, so zu sagen nur Haut und Knochen, und aller Turgor vitalis ist verschwunden; sie widerstehen lange, auch bei der heissesten Witterung, der Fäulniss; beim Abledern sieht das Fleisch ganz hellroth, wie bei einem geschlachteten Vieh aus, fast alle Spuren von Fett sind verschwunden. Die Mägen und der Darmkanal sind auffallend verkleinert, und gleichen beim ersten Anblicke den Eingeweiden eines Schweines. Der Pansen ist in der Regel sehr zusammengezogen, und dessen Haut lederartig verdickt, enthält wenig Futter, der 2te Magen ebenfalls; der 3te Magen ist zuweilen vollgepfropft von trockenem Futter; der 4te ist immer mehr oder weniger entzündet und dessen Schleimhaut sulzig aufgelockert. Diese Auflockerung setzt sich mehr oder weniger in den Darmkanal fort, welcher nur eine dünne, schleimige, bräunliche Flüssigkeit enthält, und ist der Darmkanal gleichsam wie tätowirt, mit schwarzen Punkten besetzt. Die übrigen Organe sind verhältnissmässig alle verkleinert, welk, und zeigt sich in den Gefässen eine auffallende Blutleere, so, als wenn das Thier an einer Verblutung krepirt wäre."

In dem Veterinär-Berichte der vorgedachten Königl. Regierung für das 4te Quartal 1841 sind die bezeichneten Beobachtungen des Kreis-Thierarztes Weynen nochmals zur Sprache gebracht, aber keine neuen Thatsachen aufgeführt, nur bemerkt, dass jene Krankheit einen Prozess zwischen dem Eigenthümer der Zinkhütte und den Viehbesitzern veranlasst habe, welcher zu Gunsten der letzteren nach der Deposition des genannten Thierarztes entschieden wurde. Im Verlaufe dieser Verhandlungen sind die Gräser und Futterkräuter von den Wiesen, worauf mehre Stücke krepirt, chemisch untersucht, und die Gegenwart des Zinkoxyds deutlich nachgewiesen worden.

Die Ansicht der Königl. Regierung in Aachen, dass die Ursache der vom Hrn. Kreisthierarzte Weynen geschilderten Krankheit der Schweine und des Rindviehes in Blei bestehe, hat insofern allerdings Grund, als jene Krankheit im Allgemeinen mit den Erscheinungen der chronischen Bleivergiftung übereinstimmt. Die letztere ist aber in Bezug auf Schweine und Rindvieh sonst noch zu wenig gekannt, als dass sich ein Urtheil mit Bestimmtheit abgeben liesse. Die acute Bleivergiftung oder die Haukrankheit des Rindviehes ist aber deutlich von der beobachteten Krankheit unter dieser Thiergattung bei Moresnet verschieden, wie es sich aus der Vergleichung beiderseitiger Relationen ergiebt, und berücksichtigt man, dass das dort gegrabene Galmeyerz nach der Analyse des Apothekers Hr. Gilgenberg in Eupen (welche die Königl. Regierung in Aachen mir mitzutheilen die Gewogenheit hatte), neben kohlensaurem und kieselsaurem Zinkoxyd, Thonerde und Eisenoxyd, nur Spuren von Blei enthält, so muss man sich auf die Seite des Kreisthierarztes Wegner neigen, der jene Krankheiten für eine Zinkvergiftung erklärt hat. Immer aber bleibt es bemerkenswerth, dass bei Zinkhütten in Schlesien ähnliche Beobachtungen nicht gemacht worden sein sollen. Eine unumstössliche Entscheidung wäre demnach nur durch directe und vergleichende Versuche bei Thieren mit bleihaltigen und bleifreien Zinkerzen zu hoffen. Um dieser meiner Absicht entgegen zu kommen, hat die Königl. Regierung in Aachen mir mit ihrer gewohnten Bereitwilligkeit eine Quantität des Galmeyerzes von Moresnet einsenden lassen; bis jetzt aber hat es mir leider an Gelegenheit gefehlt, dasselbe zu dem bezeichneten Zwecke zu benutzen.

Die Hygiene ist gewiss ein wichtiges Moment des thierärztlichen Wissens und Handelns, und wir würden den Arzt bewundern, der sich als Heilkünstler überflüssig zu machen verstände. Aber die Hauptaufgabe des Arztes kann man eben so wenig in jene eine Richtung seiner Thätigkeit setzen, wie denen beipflichten, welche das productive Handeln des der Landwirthschaft adjungirten Thierarztes für wichtiger halten, als das conservative. Der Arzt, also auch der Thierarzt, werden vorzugsweise gerufen, wenn es zu heilen gilt. Das wird denn auch wohl ihre Hauptaufgabe sein. Abgesehen davon: so können wir doch jedenfalls die Aufgabe des Heilens insofern für die wichtigere halten, als sie bisher so wenig befriedigend gelöst worden. Dies gilt nun nicht minder sowohl in Bezug auf die Bleivergiftungen überhaupt, als auch auf die Haukrankheit des Rindviches ins Besondere, von deren Heilversuchen befriedigende Resultate nicht erzielt zu haben, ich offenherzig gestehe. — Die auf chemischen Ansichten gestützten, in Bleivergiftungen angewandten Antidota, welche hauptsächlich in Schwefel- und Schwefelsäure-Verbindungen bestehen, haben sich nach zahlreichen, von Tanquerel de Planches und Anderen angestellten, vergleichenden Versuchen bei Menschen nicht allein als unzureichend erwiesen, sondern sie sind, der schlimmen Nebenwirkungen auf die Digestionsorgane wegen, aufgegeben worden. Das gilt namentlich von der prophylactischen Anwendung der ehedem so sehr empfohlenen schwefelgesäuerten Limonade. Nicht anders wird es sich auch bei den Thieren, und namentlich beim Rindvieh verhalten; jedenfalls können jene Mittel nur die im Verdauungskanal vorhandenen löslichen Bleiverbindungen decomponiren, dieselben in den Zustand der Schwerlöslichkeit überführen, und allenfalls dazu beitragen, dass dann diese schwerlöslichen Verbindungen mit den Excrementen ausgestossen werden. Ist aber das Blei einmal in die Säftemasse übergegangen, so kennen wir kein Mittel, es bis dahin zu verfolgen, zu vernichten oder auszutreiben. Wir dürften sonach, gleich den Menschenärzten, auf eine symptomatische Kur meist beschränkt sein. Eins der bedenklichsten Symptome in den Bleivergiftungen ist die Obstruction des Darmkanals. Wird diese mit Erfolg gehoben, so thut die Natur oft das Uebrige zur Entfernung oder Unschädlichmachung des Bleies, wenn wir auch in dieser Rücksicht nicht wissen, wie und auf welchem Wege. Vom Crotonöl will man zu jenem Zwecke die überraschendsten und bei weitem zahlreichsten Erfolge beim Menschen gehabt haben; daher dürfte dasselbe auch, oder die Crotonkörner bei mit Blei vergifteten Thieren, und namentlich beim Rindvieh, in der vom Prof. Hertwig für diese Thiergattung ermittelten Gabe, vom erstern 20—30 Tropfen, oder vom letztern 40—60 Gran in gepulvertem Zustande, und mit einer hinreichenden Menge Wassers aufgerührt, versuchsweise angewandt werden.

Zum Schlusse dieser Abhandlung gekommen, habe ich nur

noch den Wunsch anzuknüpfen, dass sie dem verehrten Leser diejenige Aufklärung des Gegenstandes verschafft haben möge, welche ich Eingangs zu erzielen hoffte, und dass ihr eine Geltung in der veterinär-pathologischen Literatur zuerkannt werde, welche mich zu ferneren Leistungen ermuntern kann. Sind diese Zwecke erreicht worden, so sind sie es jedenfalls durch die von Franz Baco vorgezeichnete, und nunmehr von den besseren Köpfen aller Völker für die Cultur der Naturwissenschaften überhaupt für richtig erkannte Methode, nämlich: durch Beobachtungen und Versuche und eine, auf beide gegründete, besonnene Induction.

Gedruckt bei Julius Sittenfeld in Berlin.

FSC
www.fsc.org
MIX
Papier | Fördert
gute Waldnutzung
FSC® C083411

Zeitfracht Medien GmbH
Ferdinand-Jühlke-Straße 7
99095 Erfurt, Deutschland
produktsicherheit@kolibri360.de